NHK出版 病気がわかる本

# パーキンソン病を知りたいあなたへ

髙橋良輔
京都大学大学院 教授

NHK出版

【目次】

## はじめに



## Part 1 早期発見が何より大切！～パーキンソン病ってどんな病気？



【Q&A】

## Part 2 パーキンソン病でも長く元気に！～薬を中心とした治療法を徹底解説

【Q&A】

## Part 3 自分でできること、周りができること〜リハビリテーションと周囲のサポート

## Part 4 パーキンソン病治療の最先端とこれから




デザイン：中井辰也（GIRO）
イラスト：さいとうあずみ
校正：ペーパーハウス
協力：河野久美子

※本書の情報は、基本的に2016年8月現在のものです。

# はじめに

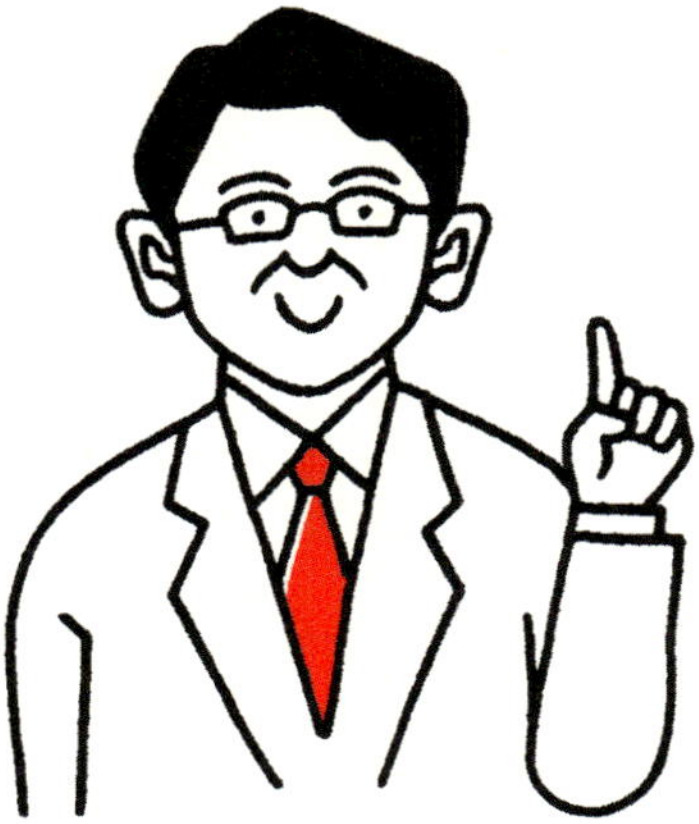

# パーキンソン病ってどんな病気？

「パーキンソン病」ってどんな病気だと思いますか。「あなたはパーキンソン病です」といわれたら、どう感じますか。

例えば、1996年のアトランタオリンピックの開会式でボクシングの伝説的なチャンピオン、モハメド・アリ氏が聖火リレーの最終ランナーを務めたことは覚えていらっしゃるでしょうか。42歳でパーキンソン病と診断されたというアリ氏は当時54歳で、手が震えながらも、しっかりと聖火を灯《とも》した姿は世界中に感動を呼びました。

パーキンソン病は、かつては「発症後10年で寝たきりになる」といわれていたこともあり、診断されると、「面倒な病気になった」と悲観する患者さんがいるかもしれません。しかし、近年、薬物療法が進歩したこともあり、早期に病気を発見して薬物療法やリハビリテーションを始めることで、病気の進行を遅らせ、健康な人とあまり変わらない生活を長く送ることができるようになってきています。また、パーキンソン病が直接命に関わることはありません。例えば、アリ氏は、2016年に、74歳の天寿をまっとうしています。

ですから、決して悲観することはありません。

パーキンソン病は、1817年にイギリスの医師ジェームズ・パーキンソン氏が初めて報告した病気で、19世紀後半になってから、パーキンソン氏に敬意を払って、その名がつけられました。

パーキンソン病では、「手足が震える」などの運動症状が症状の中心と捉えられてきました。最近では病気を起こす原因についての研究が世界中で進められており、脳の神経細胞（ニューロン）に何が起こっているか研究することで、それによって引き起こされる運動症状以外のさまざまな症状に注目が集まっています。今後、これらの研究が進み、より早期の診断や治療、発症予防などに結び付くことが期待されています。

この本では、パーキンソン病について、基礎的なところから最新の情報まで、その全体像をわかりやすくお伝えしたいと思います。前向きに生活していくためにも、患者さんや周囲の人が、病気について知ることは、たいへん大事なことです。

パート1では、パーキンソン病がどのような病気なのか、どのような症状で、どう発見すればよいのか、といったことを説明します。パート2では、薬を中心とした治療についてお伝えし、パート3ではリハビリテーションについて、また周囲の人がどのようにサポートすればよいかという点についてお伝えします。これらを知り、治療に生かしてくださることを願っています。

また、パーキンソン病の治療は今後、さまざまな研究が進むにつれ、新しい考え方、薬などが現れてくるでしょう。パート4では、いま進んでいる最新のパーキンソン病の研究・治療と、これからの見通しについてお伝えします。これからも引き続き担当医を通じて、あるいは信頼できる書籍などから、パーキンソン病治療の動向について知ることが大切でしょう。

なお、本書で取り上げている事例は、病気のことをわかりやすくお伝えするために、さまざまな実例を参考に作成した例であり、特定の事例を取り上げたものではないことをお断りしておきます。

それでは、パーキンソン病について、お話ししてまいりましょう。

Part

1

# 早期発見が何より大切!

## ~パーキンソン病ってどんな病気?

# もしかして？　パーキンソン病を疑うとき

「パーキンソン病」と聞くと、手が震える姿などをまず思い浮かべるのではないでしょうか。パーキンソン病は、運動障害が現れる病気として知られています。主な症状は、次の4つです。

**●手足が震える**
**●動作が遅くなる**
**●筋肉が硬くなる**
**●バランスが保てない**

このうち初期から現れ、本人や家族が気付きやすいのが、「手足が震える」「動作が遅くなる」の2つの症状です。ただし、気付きやすいとはいえ、これらの症状があっても老化によるものと思い込んだりして、発見が遅れることが多々あります。特に原因がないのに、このような症状が起きていることに気が付いたら、パーキンソン病の可能性を疑ってください。

手足が細かく震えるのは、パーキンソン病の最も初期から現れる症状で、何もしていない安静時に震えることが多く、何かを持ったり、動作をしているときにはあまり起こりません。手や指の細かい動作がスムーズにできなくなることもあります。震えは、外見からわかりやすく、本人が気付く前に周囲の人に震えを指摘されることもあります。最初は体の片側に現れますが、徐々に両側に広がっていきます。

また、1つ1つの動作が遅くなって、何かをするのに時間がかかるようになります。

気付きやすいのが、

**●これまで同じペースで一緒に歩いていたのに、遅れるようになった**

**●出かける前の支度に時間がかかるようになった**

など、一見些細《ささい》にも見える症状です。

動作が小さくなって、

**●歩くときの歩幅が小さくなる**

**●手足の振りが小さくなる**

などに気付くこともあります。

●歩くときにつま先が引っかかる
●脚を引きずる
●靴のつま先だけがすり減る
●体が前かがみになる

などの症状もよく起こります。座っているときに体の方向転換がしにくくなることもあります。さらに、顔の表情がなくなったり、声が小さくなったりすることもあります。

「筋肉が硬くなる」というのは、患者さんには自覚しにくい症状です。多くの場合、医師が診察時に患者さんの腕や脚に触れたときに確認されます。診察時に力を抜いた状態で、医師が手首や肘《ひじ》などの関節を動かすと、〝カクカク〟という抵抗感があるのです。本人は、「何だか不器用になった」と感じることもあります。

体が傾いたりしたときに「バランスが保てない」ようになり、転びやすくなったりするのも特徴的な症状ですが、初期から起こることは少なく、病気がある程度進行してから現れます。

動作が遅くなるという症状は、ほぼすべての患者さんに見られますが、震えは現れない場合もあります。また、パーキンソン病以外の病気で、これらの症状が起こっていることもあるので、これだけで病気を判断できるものではありません。

パーキンソン病や、パーキンソン病に似た症状が現れる病気をまとめて「パーキンソン症候群」

と呼んでいます。パーキンソン症候群には、パーキンソン病のほか、脳の血管障害によって起こるものや、薬剤の副作用によって起こるものに加え、「多系統萎縮《いしゅく》症」「進行性核上性麻痺《まひ》」「大脳皮質基底核変性症」などの、脳の神経が変性する病気が含まれます。

**伝えたいこと**

**パーキンソン病の代表的な初期症状は「手足が震える」と「動作が遅くなる」です。**

●こんな症状に注意！

□手足が震える

□動作が遅くなる

●進行すると

□筋肉が硬くなる

□バランスが保てない

●そのほかの症状

便秘、腹部膨満感、胃・食道逆流症、排尿障害、起立性低血圧、睡眠障害、腰痛、疲労、認知機能障害、嚥下《えんげ》障害

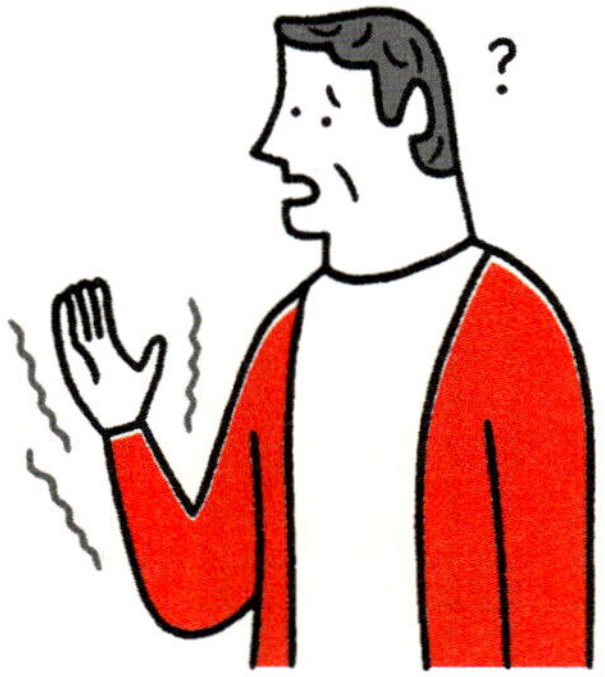

## 症状は徐々に進行していきます

パーキンソン病では、運動障害のほかにも、全身にさまざまな症状が見られることがあります。例えば、便秘や立ちくらみでパーキンソン病を疑うなんてことはないと思います。しかし、そんな一見、パーキンソン病とは関係のなさそうな症状が、パーキンソン病によって起こっていることがあるのです。これらは、パーキンソン病によって自律神経や脳の働きのバランスが乱れることによって起こると考えられています。

代表的なものとして、次のような症状があげられます。

- **便秘、腹部膨満感、胃・食道逆流症**
- **排尿障害（排尿回数の増加、失禁など）**
- **立ちくらみが起こる起立性低血圧**
- **嗅覚障害**
- **不安・うつ、意欲の低下**
- **睡眠障害（夢に合わせて体が動いてしまうレム睡眠行動障害など）**
- **腰痛**

●疲労
●認知機能障害（判断力、理解力、記憶力などの低下。幻覚などが現れるレビー小体型認知症など）
●嚥下障害

これらが患者さんや周囲の人の生活の質に及ぼす影響には多大なものがあります。

12ページであげた4つの運動症状「手足が震える」「動作が遅くなる」「筋肉が硬くなる」「バランスが保てない」や、その他の症状については、症状の出る時期や現れる症状の組み合わせは患者さんによって異なります。

最近の研究では、運動障害の症状が現れるより前に、便秘、嗅覚障害、睡眠障害、うつなどがしばしば起きていることがわかってきました。これらの症状だけでパーキンソン病を疑うことはできませんが、手足の震えがあって、なおかつこれらの症状がある場合は、ぜひ積極的に受診していただきたいと思います。パーキンソン病の診断を受けるためにも、パーキンソン病に似た症状のあるほかの病気を見つけるためにも、早めに受診することをお勧めします。

なお、病気の進行度は、「ヤール重症度」という基準によって分けられています。主に運動機能の障害の程度による分類で、次の5段階に分かれます。

●1度：体の片側に症状が現れる

●2度：体の両側に症状が現れる
●3度：バランスが保てず、活動がやや制限される
●4度：介助が必要になる
●5度：車いすなどが必要になる

1度から2度では、日常生活にはそれほどの影響がありません。3度になると動作に制限が生じますが、ほぼ自立した生活を送ることができます。4度になると自力での生活が難しくなり、多くの場面で介助が必要になります。5度になると、全面的な介助が必要になります。

病気は、何年もかけてゆっくりと進行していきますが、今日では、適切な治療を受ければ、発症から10～15年は自立した生活を送ることができるようになっています。実際に私のところにも10年以上、歩いて通院している患者さんがたくさんいます。

## 伝えたいこと

**運動症状のほかにも、さまざまな症状が全身に起こることがあります。**

パーキンソン病の運動症状に気付いた人のなかには、骨や関節、筋肉の病気だと勘違いして、整形外科を受診する人が少なくありません。パーキンソン病の診断や治療を行うのは、神経内科なの

で、病気が疑われる症状に気付いたときは、神経内科の専門医（35ページ参照）を受診することが勧められます。

例えば、これまでは問題がなかったのに、最近シャツのボタンがうまく留められなくなったことをきっかけに神経内科を受診し、パーキンソン病が発見された患者さんもいます。手足の動きや身のこなしに違和感があっても、日常生活や仕事に影響がない間は、受診しないことも多いようですが、なるべく早く診断を受け、治療を開始することが、患者さんや周囲の人の生活の質を守ることにつながります。

パーキンソン病の治療は長期にわたるため、神経内科の専門医のほかに、自宅の近くに専門医と連携のとれたかかりつけ医を持つことが大切です。かかりつけ医では、日常的なパーキンソン病の治療を受けるほか、例えばかぜをひいたときに受診するなど、日ごろの体調をみてもらいます。患者さんや家族が何でも相談できるのが理想です。ほかの科を受診する必要が出てきた場合は、専門医への紹介状を書いてもらってください。

また、かかりつけ薬局（かかりつけ薬剤師）を決めたり、「おくすり手帳」を活用して、薬の一元管理ができるようにしておきましょう。

**伝えたいこと**

**最初は整形外科の病気を疑ってしまう人も多くいます。**

# パーキンソン病の疑いがあれば画像検査を

では実際に病院に行くと、どのようなことをするのか、気になると思います。神経内科を受診すると、どのように診断が進むのか説明しましょう。神経内科では、医師がまず問診で、患者さんの症状、病歴、服薬歴などを詳しく聞いたうえで、体の動きやバランスを調べます。パーキンソン病が疑われる場合は、SPECT《スペクト》（単一光子放出コンピュータ断層撮影）、MRI（磁気共鳴画像）、CT（コンピュータ断層撮影）などの画像検査が行われます。

パーキンソン病は、「ドパミン」という神経伝達物質の1つが減少するために、さまざまな症状（12、16ページ参照）が起こる病気ですが、ここで知っておいていただきたいことは、1つの検査で診断を確定するのは難しいということです。患者さんはまどろっこしく感じてしまうかもしれませんが、医師は複数の検査をすることによって、病気の可能性を慎重に探っていくのです。

SPECTは、医療用の放射性物質を注射し、その放射性物質を映すことによって体内の様子を画像化する検査法です。SPECTの方法で行うのが、「DAT《ダット》スキャン」と、「MIBG心筋シンチグラフィ」という2つの検査です。

DATスキャンでは、DAT（ドパミントランスポーター）というドパミンの働きと関連の深いたんぱく質の量や働きを見ることによって、ドパミンを作る神経細胞の状態や、ドパミンが減少しているかどうかがわかります。この検査はドパミンの状態を直接知ることができるので、パーキンソン病の診断に役立ちます。２０１４年から健康保険の適用になり、最近は広く行われるようになっています。

もう１つのＭＩＢＧ心筋シンチグラフィは、ＳＰＥＣＴを使って、心臓の筋肉（心筋）に伸びる交感神経の働きを調べる検査です。パーキンソン病の診断のためにどうして心筋を調べるのか、不思議に思われるかもしれませんが、パーキンソン病では、心筋に伸びる神経が変性し、働きが低下することが知られています。ＭＩＢＧ（メタヨードベンジルグアニジン）という物質が神経の末端にどのくらい残っているかを見ることにより、心筋の交感神経の働きを知るのがこの検査で、以前から広く行われていました。なお、交感神経の末端に変性が見られても、心臓の機能に大きな影響を与えることはありません。

ＭＲＩやＣＴは、主にパーキンソン病と似た症状の起こることがある、脳梗塞などほかの病気がないかどうかを確認するために行われます。

医師は、これらの診察や検査結果を総合的に判断し、多くの患者さんが初診時にパーキンソン病かどうか診断します。しかし、パーキンソン病を確定診断できる特定の検査方法はまだありませ

●DATスキャンの画像検査　写真提供：京都大学澤本伸克

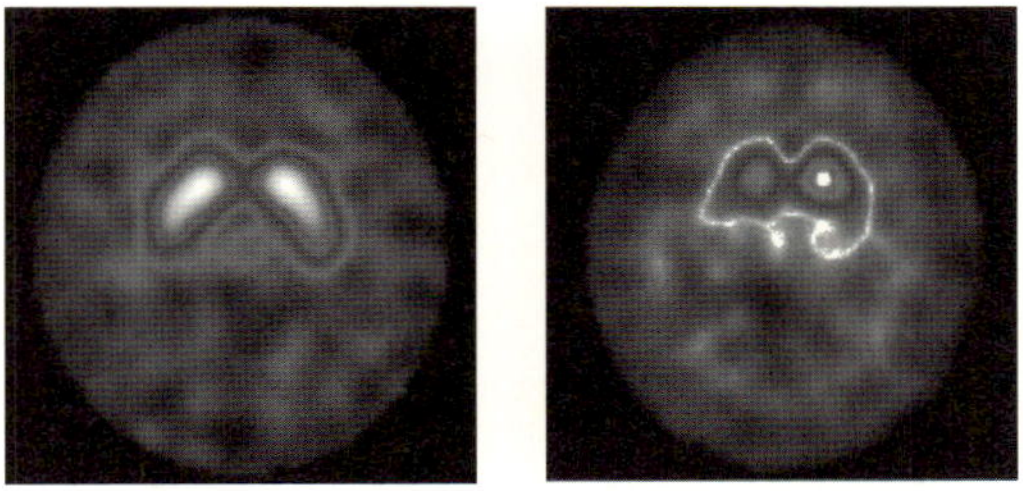


左の画像の白く光っているところでドパミンがたくさん放出される。一方、右の画像では白いところはほとんどない。

ん。パーキンソン病と同じような症状の病気（パーキンソン症候群）が複数あり、なかには、神経内科の専門医でも初期には判別が難しいケースがあります。その場合には、パーキンソン病の治療を開始して、治療薬の効果や病状の経過を見ながらじっくりとパーキンソン病かどうかを見極めていきます。

伝えたいこと

**なかには確定診断までに時間がかかることもあります。**

## およそ15万～18万人の患者さんがいます

厚生労働省によると、現在、日本にはおよそ15万～18万人のパーキンソン病の患者さんがいると推計されています。高齢になるほどパーキンソン病を発症する割合が増え、65歳以上の100人に１人はパーキンソン病といわれています。さらに、社会の高齢化が進むにつれ、今後も患者数は増加すると予測されています。ただし、パーキンソン病は高齢者に限った病気ではなく、若い年代でも発症することは知っておいてください。

なぜパーキンソン病が発症するのか、はっきりしたことはわかっていませんが、加齢のほか、遺伝からくるものが関わっていることがわかっています。現在、家族性パーキンソン病の病因遺伝子は20ほど見つかっており、パーキンソン病全体の5～10％を占めます。これらの病因遺伝子と一部共通しますが、ふつうのパーキンソン病発症の確率を高める「リスク遺伝子」も最近になって次々と見つかってきました。それらのリスク遺伝子を例えば1つ持っていても、パーキンソン病になる確率は、持っていない人とほとんど変わりません。ただし、40歳代以下で発症する場合には、遺伝的要因が関与しているケースもあります（29ページ参照）。

環境からくるものについては、関与を示唆するデータも公表されていますが、確実に証明されたものはありません。

また、裏付けるはっきりしたデータはありませんが、専門医の間では、パーキンソン病の患者さんは、几帳面でまじめな人が多いといわれており、私も多くの患者さんをみてきて、そのような印象をもっています。

**伝えたいこと**

**加齢の影響が大きく、高齢になるほど発症する人が増えます。**

# 脳の黒質の神経細胞が減少し、ドパミン不足が起こります

ここで、パーキンソン病のメカニズムを説明しておきましょう。少し専門的な部分もありますが、これから治療を受けていくにあたって、その病気のメカニズムを知っているということは、心の不安を取り除いてくれることにもなります。できるだけ噛《か》み砕いて説明しますので、ゆっくり読んでください。

パーキンソン病で起こる運動症状は、中脳の「黒質《こくしつ》」にあるドパミン神経の細胞が変性して減少し、そこで作られる「ドパミン」の量が減って起こります。ドパミンは、神経伝達物質の1つで、不足すると運動の調節がうまくいかなくなってしまいます。では、ドパミンは、どんな働きを担っているのでしょうか。

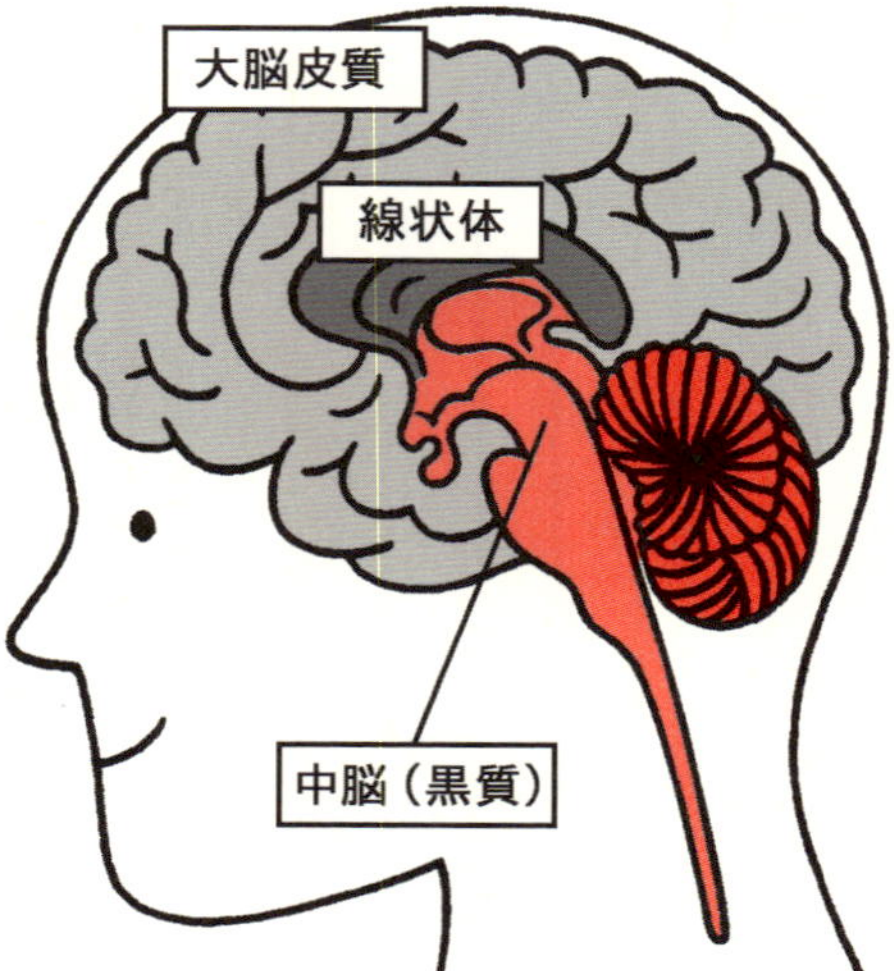


私たちが体を動かそうとするときには、脳の大脳皮質から「○○を動かせ」という指令が筋肉に伝わり、動かしたい部位を動かすことができます。その指令を調節し、体の動きをスムーズにして

いるのがドパミンなのです。

黒質のドパミン神経で作られたドパミンは、大脳の奥にある「線条体」に送られ、線条体から運動を調節する指令が出されています。黒質はおよそ1gの小さな部位ですが、その中にはドパミン神経がおよそ45万個存在すると考えられています。それが、パーキンソン病で運動症状が現れるころには、ドパミン神経は健康な場合の40〜60％程度に減少し、線条体のドパミン量は健康な場合の20％以下になっています。

黒質の神経細胞は、誰でも年をとるにしたがって減少するものですが、パーキンソン病の患者さんの場合、健康な人より著しく速いスピードで減少しています。

ドパミンが減少すると、運動を調節する作用のほかにも、「これをすれば快楽を得られる」「こうすると楽しい」など、快楽を司《つかさど》る報酬系といわれる働きや、記憶・学習能力などさまざまな働きに影響が現れるようになります。

また、ほかの神経伝達物質との間にアンバランスが生じて、脳内に張り巡らされた神経系のネットワークが乱れ、やがてほかの神経細胞にも影響を及ぼすようになります。

**伝えたいこと**

**ドパミン不足から、さまざまな症状が引き起こされます。**

パーキンソン病で障害された中脳の黒質の神経細胞には、「レビー小体」という特殊なたんぱく質の塊が蓄積しています。レビー小体とは、1929年にドイツ生まれの神経学者フレデリック・レビー氏が、パーキンソン病の患者さんの脳内で見つけたものです。パーキンソン病では、レビー小体の蓄積が、まず脳内に存在する、においを感知する神経系である嗅球《きゅうきゅう》や、自律神経の末梢から始まり、さらに延髄から中脳の黒質へと進行していきます。パーキンソン病で嗅覚の障害が現れることが多いのは、嗅球へのレビー小体蓄積と関連があります。

最近、注目を集めているのが、レビー小体の主成分である「α《アルファ》-シヌクレイン」という物質です。このα-シヌクレインは、たんぱく質の一種で、健康な人の脳の神経細胞などにたくさん存在していることがわかっています。そして存在はわかっていても、実際にどんな働きをしているのかは、今のところよくわかっていない謎の物質です。

α-シヌクレインは通常は凝集しないのですが、それが病的に変異して凝集し、レビー小体を形成すると考えられています。ただ、α-シヌクレインとレビー小体の関係についても、詳しいことは今のところよくわかっていません。

パーキンソン病の患者さんでは、凝集し塊になったα-シヌクレインは増えていますが、髄液中の正常なα-シヌクレインの量は減少しているため、それを検査に応用することや、α-シヌクレインの量を画像化することなど、さまざまな研究が進められています。

**伝えたいこと**

**脳にレビー小体が蓄積し、神経細胞を障害します。**

# パーキンソン病とレビー小体型認知症の関係

レビー小体が蓄積した神経細胞は変性して抜け落ち、働きを失っていきます。どの部位の神経細胞が障害を受けるかによって、症状や病名が異なります。

レビー小体の蓄積が脳幹の延髄から中脳の黒質に及んだものがパーキンソン病です。

一方、大脳皮質に蓄積した場合には、「レビー小体型認知症」になります。レビー小体型認知症は、実際にはないものが見える幻視や、ボンヤリしたときとはっきりしたときの差が激しいなどの特徴がある認知症で、厚生労働省の推計では患者数は約30万～60万人とされています（2012年時点）。認知症のなかでは、アルツハイマー病の次に患者数が多い認知症とされ、近年注目を集めています。

レビー小体型認知症は、パーキンソン病のような運動症状（パーキンソン症状）を伴うことがよくありますが、あまりパーキンソン症状が出ない場合もあります。

この2つの病気――パーキンソン病とレビー小体型認知症は、レビー小体が脳に蓄積するという共通の原因によって起こっており、病名は異なっても、同じ原因による関連の深い病気と考えられています。まだわかっていないことも多いのですが、最近の研究では、この2つの病気は、どちらが先に起こっても、もう片方が連続して起こる可能性があることがわかってきています。パーキンソン病とレビー小体型認知症を併発することになる人がいるのです。

伝えたいこと

レビー小体がどこに現れるかによって、異なった症状が現れます。

Part 1 早期発見が何より大切！

# Q&A

## 1. 遺伝する病気なの？

「父親がパーキンソン病だけど、自分も発病するリスクはあるのか」、あるいは「自分がパーキンソン病だが、子どもに発病のリスクはあるのか」などと質問されることがよくあります。

ひと言でいえば、パーキンソン病はいわゆる〝遺伝病〟ではありません。多くの場合、遺伝とは関係なく発症します。ただし、一部には、遺伝が関与しているパーキンソン病もあると考えられています。家族性パーキンソン病といわれる遺伝が関与するパーキンソン病は、パーキンソン病全体の5～10％ほどです。これは、40歳代以下など若年で発症した場合に多く見られます。

パーキンソン病の発症に関与している遺伝子は20ほど見つかっていますが、そのなかには、世界でもごく少数の家系にしか見られないものもありますし、リスクの強さもさまざまです。また、家族性パーキンソン病に関係なく、パーキンソン病発症のリスクを高める遺伝子変異もありますが、まだ解明は十分ではありません。

最近は、さまざまな病気に関連する遺伝子レベルの研究が進み、パーキンソン病との関連がわかってきたものもあります。その1つが、ゴーシェ病との関連です。ゴーシェ病は、日本人にはまれな先天性の代謝異常症で、糖脂質を分解する酵素に関するGBAという遺伝子に変異が起こることが知られています。ところが、日本人のパーキンソン病の患者さんの5~9%が、この遺伝子に変異があることがわかりました。そこで、このGBAがパーキンソン病の発症に深く関わる遺伝子ではないかと考えられており、引き続き研究が進められています。

なお、家族性パーキンソン病の心配がある場合、希望すれば遺伝子診断を受けることも可能です。ただし、現在わかっているすべてのリスク遺伝子を調べることは難しく、いくつかのリスク遺伝子に限られます。また、健康保険の適用外です。検査を希望する場合は、かかっている神経内科の医師に相談してみてください。

**伝えたいこと**

**多くの場合、遺伝とは関係なく発症します。**

## 2．パーキンソン病になりやすい人はいるの？

パーキンソン病の発症には、「加齢」「遺伝要因」「環境要因」の3つが関係しているといわれています。

高齢になるほど発症が増えるため、「加齢」は、発症リスクの1つです。詳しいことはわかっていませんが、加齢に伴って異常なたんぱく質がたまりやすくなることと、それを分解したり排除する機構が衰えてくることが関係すると考えられています。

もう1つ、はっきりしているリスクとしては、「遺伝的リスクを持った人」があげられます。ただし、先の質問でも答えたとおり、一般には遺伝的リスクが1つあったからといって、直ちに発症の確率が上がるというものでもありません。さまざまなリスク要因が複雑に絡み合って発症すると考えられています。

環境要因については、「ふだんから農薬にさらされていると発症しやすい」とか、「たばこを吸ったり、お酒やコーヒーをよく飲む人は、そうでない人に比べてパーキンソン病になりにくい」というデータも発表されていますが、これもはっきりしたことはわかっておらず、確実な証拠はありません。

伝えたいこと

「加齢」「遺伝要因」「環境要因」の３つが関係します。

## 3. 予防法はありますか？

効果が確かめられている確実な予防法はありません。

ただ、予防というわけではありませんが、私は、日ごろから運動習慣をつけておくことを皆さんに勧めています。

もしパーキンソン病を発症した場合には、薬物療法と並んで体を動かすことが大切になります。ところが、それまで運動習慣のなかった人がいきなり体を動かそうとしても、なかなか長続きしません。日ごろから体を動かす習慣をつけておくことが健康のためにも、もしパーキンソン病を発症したときのためにも役立つに違いありません。

伝えたいこと

確実な予防法はありませんが、運動習慣があればもしものときに役立ちます。

## 4．寝たきりになってしまうの？

かつては「発症後10年で寝たきりになる」といわれていたこともありますが、現在は早期に発見して適切な薬物治療やリハビリテーションを続ければ、長い期間、健康な人とあまり変わらない生活を続けることができます。

症状が進んで、車いすが必要になったり、寝たきりになったりすることもありますが、全員が寝たきりになるわけではありません。

また、体の動きやバランスが悪くなって、転倒しやすくなります。なかには、転倒を繰り返し、骨折したことをきっかけに寝たきりになることもあります。転倒しないように生活のなかで工夫することが大切です。

外出時に注意するとともに、段差や障害物をなくす、手すりをつけるなど、家の中の環境も整え、できるだけ安全を確保できるようにする必要があります（88ページ参照）。

**伝えたいこと**

**転倒・骨折に注意し、寝たきりにならないようにしてください。**

## 5. 命に関わらないって本当ですか？

本当です。パーキンソン病は、ゆっくりと徐々に進行する病気ですが、病気自体が命の危険を招くことはありません。つまり、天寿をまっとうできる病気だと考えられます。ただ、誤嚥《ごえん》によって、窒息したり肺炎を起こしたりすると、命の危険に結びつきます。嚥下障害が起きているようなら、原因を調べたり、食べ物や食べ方に気をつける、リハビリテーションを行うなど、誤嚥を起こしにくくするための対策を講じる必要があります（90ページ参照）。

伝えたいこと

**症状や経過には個人差がありますが、天寿をまっとうできる病気です。**

## 6. 進行は止められますか？

パーキンソン病は、早期からその人に合った薬物療法とリハビリテーションを行えば、症状を改善が期待できる病気です。完全に進行を止めることは難しいかもしれませんが、症状を抑え、進行を遅らせることはできると考えています。

死滅したドパミン神経を復活させることはできません。薬やリハビリテーション、あるいは手術などの治療法も、パーキンソン病そのものを治癒《ちゆ》させるものではありません。しかし、これらの治療によって、症状を抑えることが可能です。

薬は不足しているドパミンを補うものですが、最近の研究では、同じ薬を使っていても運動をしている人のほうが、薬の効果が上がることがわかってきました（93ページ参照）。その理由はまだよくわかっていませんが、体を動かすことが脳のさまざまな神経回路に影響を与え、残された神経細胞の機能によい影響を与えている可能性があります。これらの作用についても、研究が進められています。

**伝えたいこと**

**薬物療法と運動によって、進行を遅らせることが可能です。**

## 7. どの科を受診すればよいですか？

パーキンソン病の専門科である神経内科を受診することをお勧めします。神経内科とは、脳、脊髄、末梢《まっしょう》神経、筋肉などをみる科です。パーキンソン病以外にも、認知症、脳卒中、てんかん、脳炎、髄膜炎、頭痛、筋炎など、さまざまな病気の診断と治療を行っています。パーキンソン病と似た症状の病気も、神経内科の担当なので、病気を疑ったときは、神経内科を受診してください。

まず、かかりつけ医に相談して、神経内科を紹介してもらうのがよいでしょう。また、日本神経学会のホームページ（https://www.neurology-jp.org/）で神経内科の専門医を検索することもできます。

**伝えたいこと**

**パーキンソン病を疑ったら、神経内科を受診してください。**

## 8. 進行したらどうすればよいの？

今日の薬物療法の進歩により病状が抑えられるようになったことで、パーキンソン病の患者さんの顔はずいぶんと明るくなったなあという印象を私は持っています。しかし、病気が進行した場合には、病状だけでなく経済的な負担に対する不安も出てきますね。そこで、パーキンソン病の患者さんが利用できる公的な支援制度がいくつかありますので、まず自分が利用できる制度を見つけましょう。

**●特定疾患医療費助成制度**……特定疾患（難病）の1つなので、認定されれば医療費などの助成を受けられます。原則的には、重症度が一定レベル以上の患者さんに限られます。その基準は「ヤール重症度（17ページ参照）」が3度以上で、厚生労働省の生活機能障害度分類が2度（日常生活、通院に部分的な介助が必要になる）以上というものです。ただし、医療費が高額に達する場合（過去1年で3か月以上、医療費の総額が3万3330円を超えた場合）には、軽症でも助成が受けられる場合がありますので、医師に相談してください。

**●介護保険**……通常、介護保険サービスが受けられるのは65歳以上ですが、パーキンソン病の場合は40歳以上65歳未満で、「要支援」「要介護」に認定されれば、訪問サービス、施設サービス、住宅改修や車いす、歩行器などのレンタル費用補助などの介護サービスを受けることができます。手続きなどを知りたいときは、住んでいる市区町村の介護保険の担当課や、最寄りの「地域包括支援センター」、地域のケアマネジャー、専門医のいる病院のケースワーカーなどに相談してください。

情報は基本的に2016年８月現在のものです。

さらに、「身体障害者手帳の交付」や障害者総合支援法による支援を受けられる場合もあります。

**伝えたいこと**

**利用できる公的支援制度をぜひ見つけましょう。**

Part

# 2

# パーキンソン病でも長く元気に！

## ～薬を中心とした治療法を徹底解説

# 運動症状には薬が効く

パーキンソン病の主な運動症状として、「手足が震える」「動作が遅くなる」「筋肉が硬くなる」「バランスが保てない」の4点をパート1で説明しました。これらの運動症状は、患者さんを困らせ、その生活の質を下げてしまうものですね。

先にも述べたように、残念ながらパーキンソン病を完全に治癒させる治療法はまだありません。けれども、不足した「ドパミン」を薬で補うことによって、これらの運動症状を改善し、日常生活の質を保つことは、十分に可能になってきています。

つまり、パーキンソン病の治療では、薬物療法によって、病と付き合いながら快適な暮らしを送ることが可能になります。そのためには、毎日きちんと薬を服用することが必須といえます。実際の患者さんを見ていても、多くの場合、しっかりと薬物療法を行うことで、発症して2~3年前後は「治ったのではないか」と思うほど、手の震えなどの症状を抑えることができるのです。

慢性的な脳の神経の病気で、これほど薬の効果がある病気は、ほかにありません。また、運動症状をうまくコントロールできれば、運動症状以外のさまざまな症状にも対応しやすくなります。ぜひ、前向きに薬物療法に取り組んでいただきたいと思います。

さらに、病気の進行後も薬を適切に組み合わせることによって、長期間症状をコントロールし、自立した生活を送ることができるようになってきています。ただし最近は、早期からリハビリテーション（78ページ参照）を行って体を動かすことも、薬物療法と併せて大切だと考えられるようになっています。まず、薬物療法によってよい状態が保たれれば、それによって体を動かすことも可能になります。そこでリハビリテーションを行えば、相乗効果によって、さらに症状の改善を見込むことができるというわけです。薬物療法とリハビリテーションの両輪で、パーキンソン病と向き合っていきましょう。

**伝えたいこと**

**パーキンソン病の運動症状に対する治療は、薬物療法が中心。**

## 2種類の薬でドパミンを補充

それでは、具体的に薬物療法について説明します。パーキンソン病の薬物療法では、服用する薬の種類が多くなり、それだけで気が滅入ってしまったり、面倒くさくなってしまうかもしれません。けれど、それぞれの薬には、役割や相性などさまざまな違いがあります。それを知っておくことで、いろいろな薬を服用することの意味を知ってもらえたら、薬を服用することも億劫《おっくう》ではなくなるのではないかと思います。

まず、治療の中心になるのは、次の2種類の薬です。

- **レボドパ（L‐ドパ）**
- **ドパミンアゴニスト**

2つとも、脳内で不足したドパミンを補う「ドパミン系」の薬です。これらを単独で使ったり併用したりして、運動症状をコントロールしていきます。ドパミン系といっても、それぞれの働きは異なりますので、詳しくみていきましょう。

## ドパミンの量を増やすレボドパ

ドパミンを補おうとして、ドパミンを直接のんだり注射したりしたとしても、脳まで届けることはできません。脳には「血液脳関門」という、いわば〝関所〟があり、ここで血流に乗って運ばれてきたさまざまな物質の取捨選択を行っています。この血液脳関門は、脳を有害なものから守るためのシステムですが、ドパミンはここを通り抜けることができないため、脳にたどり着けません。

そこで、ドパミンの代わりに使われるのが、この関門を通り抜けることができる「レボドパ」なのです。レボドパは、ドパミンの一段階前の物質（前駆体）で、血液脳関門を通り抜け、脳に入ったあとでドパミンに変化して、不足しているドパミンの量を補います。レボドパは、速効性をもち、高い効果を発揮する薬です。

ただレボドパは、薬効の持続時間が短く、急激に血中濃度が変化するという特徴があり、一般に1日3回程度服用します。

持続時間が短いのは、血中の酵素の働きによって、薬が脳にたどり着く前にレボドパがドパミンに分解され、変化させられてしまう部分があるためです。そこで、血中でレボドパが分解されることを防ぎ、薬を長持ちさせるような工夫がされるようになりました。その1つが、レボドパを分解する酵素の働きを抑える薬（ドパミン脱炭酸酵素阻害薬）です。この薬によって、分解される前にレボドパを脳へ送り込もうというものです。最近は、レボドパだけの単剤より、酵素の働きを抑える薬が配合された合剤（レボドパ含有製剤）がよく使われるようになっています。

# ドパミンの働きを補うドパミンアゴニスト

一方、「ドパミンアゴニスト」は、ドパミンに似た作用を持つ物質で、血液脳関門を通過して脳に入ってから、神経にあり、ドパミンを受け取るドパミン受容体に結合します。結合したドパミンアゴニストはドパミンのように働いて、不足したドパミンの働きを補います。

ドパミンアゴニストは、レボドパより効果は弱く、穏やかな作用の薬で、持続時間が長いのが特徴です。服用回数は数年前まで1日3回程度が多かったのですが、持続時間を長くするために、体内で徐々に吸収されるように加工された「徐放剤」が主流になってきました。ほかに、貼り薬なども開発されています。徐放剤は、ゆっくり効果が現れ、効果が長続きします。そのため、1日1回の服用ですみ、患者さんの負担が軽減しています。また、貼り薬は、薬の成分が胃や腸を経由せずに血管に入るので、安定した効果を得られるという利点を持っています。

ドパミンアゴニストを単独で使うこともありますが、多くの場合、ほかの薬と併用します。たくさんの種類があり、薬のかたちも選べるため、患者さんは自身に合ったものを使うことができます。

**伝えたいこと**

**基本となる薬は、「レボドパ」と「ドパミンアゴニスト」の2種類です。**

## ウエアリングオフとジスキネジア

レボドパとドパミンアゴニストの副作用についても、知っておいてください。

レボドパは長期間にわたり使用していると、「ウエアリングオフ」や「ジスキネジア」と呼ばれる症状（運動合併症）が起こることがあります。

●**ウエアリングオフ**……薬の効果が持続する時間が短く、すぐに効果が切れて、突然体が固まってしまうことです。

●**ジスキネジア**……薬が効きすぎて、身体全体、首、肩、手足などが自分の意思に関係なく動いてしまうことを指します。

この2つは、パーキンソン病との付き合いが長くなると、比較的よく経験する症状です。どちらも患者さんを困らせますが、どちらがより困るかを尋ねたところ、ほとんどの患者さんが「ウエアリングオフのほう」と答えました。ウエアリングオフが起きて、突然体が固まってしまうのが何より困るとのことでした。

ただし、この2つに関しても個人差があります。ウエアリングオフに悩まされる患者さんもいれば、少数派ですが、ほとんどウエアリングオフが起こらない患者さんもいます。ウエアリングオフは、ドパミン神経の減少と関連があるとされています。病気が進行するにしたがって、どの患者さんでもドパミン神経は減少しているはずなのですが、どうして違いが生じるのか、現在のところよくわかっていません。

ウエアリングオフで急に動けなくなったときの対策は、すぐにレボドパを服用することです。急に動けなくなったとき、そばに誰もいないと困りますから、いつも手の届くところにレボドパを準備しておくことが大切です。服用すれば、30分ほどで効果が現れます。

また、最近は、すぐに効果の現れるドパミンアゴニストの注射薬（アポモルヒネ）も使えるようになりました。作用時間が短いので、ふだんの治療には使えませんが、いざというときに使えば、ウエアリングオフを防いだり改善したりすることができます。患者さん本人、あるいは周囲の人があらかじめ皮下注射の行い方を覚える必要がありますので、希望する場合は、担当医に相談してください。

日常的には、薬の調整や変更によって、これらを予防します。また、急に起こるようになった場合は、ほかの病気が隠れていないかどうかを確認する必要があります。自分の状態をきちんと把握し、担当医に伝えてください。

なお、ドパミンアゴニストでは、ウエアリングオフやジスキネジアはあまり起こりませんが、吐き気、眠気、幻覚があったり、衝動的になる（55ページ参照）などの副作用が起こることがあります。

伝えたいこと

**レボドパとドパミンアゴニストの副作用についても、知っておきましょう。**

# 症状の重さと年齢に合った治療を

一般に、レボドパは中等度以上の場合や、仕事などのために早く症状を改善したいという患者さんに適しています。ドパミンアゴニストは、軽度の患者さんに適した薬です。

また、若い年代の患者さんがレボドパを使うと、ウエアリングオフやジスキネジアが起こりやすくなるため、多くの場合、ドパミンアゴニストを先に使い、何年かたってからレボドパの併用を始めます。

一方、高齢者がドパミンアゴニストを使うと、幻覚や認知機能障害を起こしやすいため、高齢者の場合は最初からレボドパを使うことが多くなります。

なお、病気が進行すると、レボドパとドパミンアゴニストを併用することが多くなります。どの薬をどのくらい使うかは、患者さんの症状、年齢、生活環境などによって判断していきます。

ただし、薬の効果に個人差があることも事実です。薬によって、進行が非常にゆっくりになる場合もあれば、なかには、期待したほどの効果が得られない場合もあります。十分な効果が得られない場合は、薬の量や種類を変更したり、ほかの薬を併用することなどで調整していきます。

**伝えたいこと**

**レボドパとドパミンアゴニストの使い分けや併用は、患者さんごとに決めていきます。**

| 薬剤名 | レボドパ | ドパミンアゴニスト |
| --- | --- | --- |
| 働き | 脳内でドパミンに変化し、ドパミンと全く同じ働きをする。効き目は強いが、持続時間が短い。 | ドパミンと似た物質で、ドパミンの働きを補強する。効き目は弱いが、持続時間は長い。 |
| 使用方法 | 1日3回程度の服用が基本 | 1日1回、徐放剤や貼り薬などで使用 |
| 注意点 | ウェアリングオフやジスキネジアなどの副作用が起こることがある。 | 吐き気、眠気、幻覚、衝動的になるなどが起こりやすい。 |
| 適する人 | 症状が中等度以上の人、高齢者 | 軽度の人、40歳代以下の人 |

# ほかにこんな薬も使う

薬物療法の中心は、ドパミン系のレボドパとドパミンアゴニストですが、これらだけでは効果が不十分な場合には、ほかの薬を併用することがあります。これらの薬は、単独で使うことはありませんが、ドパミン系の薬と併用することによって、レボドパを効率よく脳内へ送り込んだり、ドパミンの放出を助けて薬の効果を高めたりします。また、レボドパの長期服用によって起こりやすくなるウエアリングオフやジスキネジアを抑えたりする作用を持つものもあります。

●**MAO《マオ》-B《ビー》阻害薬**……ドパミンを分解するＭＡＯ-Ｂ（Ｂ型モノアミン酸化酵素）という酵素の働きを抑え、ドパミンを脳内に長くとどまらせます。

●**COMT《コムト》阻害薬**……血液中のレボドパの分解を抑え、脳に送り込まれるレボドパを増加させます。

●**ドパミン遊離促進薬**……もともとＡ型インフルエンザの治療薬として用いられているアマンタジンに、パーキンソン病の症状を改善する効果があることがわかり、使われるようになりました。脳の黒質の神経細胞からドパミンの放出を促す作用があります。ジスキネジアを抑える効果がある現時点で唯一の薬です。

また、ドパミンとは別の神経系に働き、症状を改善しようとするのが、次の2つの薬です。

●**抗コリン薬**……古くから使われてきた薬です。ドパミンと、やはり神経伝達物質の1つである「アセチルコリン」のアンバランスがパーキンソン病の症状を引き起こしていると考えられるので、相対的に強まっているアセチルコリンを抑えて、両者のバランスを整えることにより、症状を改善しようというものです。

●**ノルアドレナリン補充薬**……ノルアドレナリンも神経伝達物質の1つです。パーキンソン病では、脳内のノルアドレナリンも減っているため、ドパミンを補充するのと同じようにノルアドレナリンを補充するための薬です。すくみ足に有効とされますが、自律神経症状として現れる起立性低血圧にも効果があります。

また最近、使われるようになった薬として、次の2つがあります。両者とも日本で開発されました。

●**ドパミン賦活《ふかつ》薬（ゾニサミド＝レボドパ賦活薬）**……もともとてんかんの薬として使われてきたゾニサミドに、パーキンソン病の症状を改善する効果もあることがわかり、治療に使われるようになりました。主にウエアリングオフのある患者さんに使われています。

**●アデノシン$A_{2A}$受容体拮《きっ》抗《こう》薬**……「アデノシン」は、脳内でドパミンと反対の作用をする物質です。ドパミンが減少すると、相対的にアデノシンの働きが強まって、神経の興奮状態を引き起こします。両者のバランスを改善し、興奮を抑えようという薬です。これもウエアリングオフの治療に使用されます。

**伝えたいこと**

**さまざまな薬を追加して、効果を高めていきます。**

## 期待される新しい薬

このところ新しい薬が次々と使えるようになり、パーキンソン病の治療の選択の幅が広がってきています。さらに、２０１６年７月に製造承認されたばかりの新しい薬があります。これは、進行した患者さん向けのドパミン補充療法で、ゼリー状のレボドパ配合剤を腸に直接、持続的に注入するというものです。適用の範囲となる患者さんは限定されますが、保険適用です。

手術でおなかに小さな孔《あな》をあけて腸にチューブを留置し、体外の携帯型注入ポンプとつないで、薬を腸に送り込みます。大量の薬を持続して送り込め、安定した吸収が見込めるため、ウエアリングオフやジスキネジアの起きない時間を長くすることができると期待されています。治験を体験した患者さんの感想は、ウエアリングオフがなくなり、動きがよくなってよかったというものが多かったようです。

## 薬は早期に、迷わず

皆さんのなかには、薬を、それもいろいろな種類を服用するということに、抵抗感のある人が少なからずいると思います。またかつては、「薬を使うのはある程度症状が進んでから」「薬はドパミン神経に悪い影響がある」「使っているうちに効果がなくなる」などといわれたこともありました。けれど、現在はパーキンソン病と診断されたら早めに治療を開始する、という考え方が主流です。

早く治療を始めたほうが、時間がたっても症状が軽いままに抑えられた、という報告もあります。「薬はなるべくのみたくない」という気持ちもわかりますが、症状を抑え、良好な状態を長く続けるためには、症状が軽くても治療を始めることが大切です。ぜひ、そのことを知っていただきたいと思います。薬を早く使い始めることで悪影響が出ることは、まずないといってよいでしょう。

運動症状以外のパート1で説明した症状が出た場合は、それがパーキンソン病と関係しているのかどうか、ほかの病気が隠れているのではないか、薬の副作用ではないか、などを検討し、対応していきます。困った症状があったら、患者さんや家族は担当医に遠慮なく相談してください。

ただし、薬の効果に個人差があることも事実です。薬によって、進行が非常にゆっくりになる場合もあれば、なかには、期待したほどの効果が得られない場合もあります。十分な効果が得られない場合は、薬の量や種類を変更したり、ほかの薬を併用することなどで調整していきます。

軽いうつや認知機能障害がある場合、まずレボドパやドパミンアゴニストで運動症状を改善することによって、うつや認知機能障害も改善することがよくあります。

**伝えたいこと**

**パーキンソン病と診断されたら、早めに薬を服用し始めます。**

**【事例】初期の治療で症状を抑えられたAさん**

65歳の男性Aさんは、文筆家で、講演や原稿書きで多忙な生活を送っていました。それが半年くらいの期間で、動きが緩慢になり、声が小さく、歩くときも右足を引きずるようになっていきました。ときどき右手も震えるようになります。

医者嫌いでサプリメントなどを自己流でのんでいたAさんですが、症状は改善せず、仕事にも支障が出てきました。また、気分的にも意欲が低下し、家に引きこもりがちとなりました。

そこで周囲の人が見かねて、病院に連れていったのです。

診察・検査の結果、Aさんはパーキンソン病と診断されました。薬物治療が必須であると説得されたAさんは、レボドパ300㎎／日と少量の抗うつ薬を処方され、服用します。すると、服用から3週間後の再診時には、運動症状は見違えるように改善し、意欲も向上していました。その後、レボドパとドパミンアゴニストの併用で、ほぼ症状を抑えることができ、診療を開始した3年後の現在も、講演で全国を飛び回る生活を送っています。

**【事例】進行して、薬の追加や変更をしたBさん**

70歳の女性Bさんは、7年前にパーキンソン病と診断されましたが、レボドパとドパミンアゴニストの1日3回服用で症状が改善しました。それが2年前ころからは、夕方に薬の効果が切れてしまい、不自由を感じるようになったのです。その際には足がすくんだり、身体の安定性も悪くなり、時折、転倒しそうになることもありました。そこで、医師の処方により、午後にレボドパの服用回数を1回増やし、ドパミンアゴニストも1日1回服用の徐放剤に変更したところ、薬の効果が切れる症状はなくなりました。

ところが3か月前から、お昼前、夕方に薬の効果が切れる症状が出現したため、医師はAさんに、レボドパの分解を抑える薬を併用してもらったところ、薬の効果が切れる症状はなくなりました。けれど、夕方になると体がゆらゆらと揺れ、手足が勝手に動く症状が出てきたのです。

Bさんとしては、この症状は日常生活には困らないものの、人前に出た際に見栄えが悪く困ると医師に相談しました。医師は、レボドパ血中濃度上昇に伴うジスキネジアと診断し、レボドパの分解を抑える薬を減量したところ、異常な動きは減少しました。Bさんは現在も症状悪化時の転倒に注意しながら、自立した生活ができています。

## 思わぬ副作用に注意

パーキンソン病の治療薬の影響で、思わぬ副作用が現れることがあります。「眠気」は、どの治療薬でも起こりやすい副作用ですが、特にドパミンアゴニストで起こりやすいとされています。突発的に眠り込んでしまう「突発性睡眠」が起こるような場合は、自動車の運転などリスクのある行為を控える必要があります。

また、ドパミンアゴニストの副作用として、衝動的になって、思わぬ行動を起こすこと（衝動制御障害）があります。

●競馬、パチンコなど、ギャンブルにのめり込む
●今、必要ではないものを買いあさる買い物依存
●度を超した食欲を示し、〝むちゃ食い〟に走る
●性行動が過激になる性的逸脱

これらの症状は、もし起こったとしても、一般にパーキンソン病と結びつけて考えにくく、見逃されがちです。しかし、どれも限度を超えれば、家庭や会社などでのトラブルに発展しかねません。本人は自覚しにくいので、周囲の人が気をつけて見守る必要があります。ぜひ、心に置いておいていただきたいと思います。

私は、患者さんや家族に、「薬によってこういうことが起こるかもしれない」と伝えるようにしています。「まさか、薬の副作用でこんなことが起こるなんて」というのが、皆さんの感想です。誰にでも起こるわけではありませんが、このようになるリスクがあることは知っておいてください。

また、家族は、患者さんに以前と違う行動などがあれば、何でも医師に伝えるようにしてください。病気や薬の副作用によるものかもしれません。薬によるものであれば、薬の調整により治まったり、薬の副作用だと理解して、克服できることもあります。

ほかにも、「のめば楽になる」という気持ちに駆られ、処方された量の何倍もの薬を服用してし

まう「薬の乱用」をすることで副作用が強くなる「ドパミン調節不全症候群」という病態が知られており、注意が必要です。

引き出しを開けて中のものを出したりしまったりする、同じような文字を繰り返し書くなど、意味のない同じ動作を際限なく繰り返したりすることもあります。これらの行動も、薬の副作用で起きている可能性があるので、周囲の人はそのことを知っておいていただきたいと思います。

**伝えたいこと**

**衝動的になるなどの思わぬ行動を起こすことがあります。**

## 手術によって症状の改善も可能

ここで、手術療法についても説明しておきます。

パーキンソン病では、脳の手術によって、症状の改善のほか、薬の量を減らしたり、ウエアリングオフやジスキネジアを減らすことが期待できます。

手術療法では、「脳深部刺激療法」と呼ばれる方法が主流になっています。

脳深部刺激療法では、脳の奥にある運動を調節する部位（視床《ししょう》下核、あるいは淡蒼球《たんそうきゅう》）に電極を埋め込み、胸の皮下に小さな刺激発生装置を埋め込みます。両者をコードでつなぎ、刺激発生装置から弱い電流を流して脳に刺激を送ることで、運動機能を改善させます。装置やコードは体内に納められるので、外見の変化はありません。

かつては、脳の奥の一部を破壊する「熱凝固療法」が行われたこともありますが、1990年代に脳深部刺激療法が開発されて徐々に普及し、現在では脳深部刺激療法が世界中で行われるようになっています。

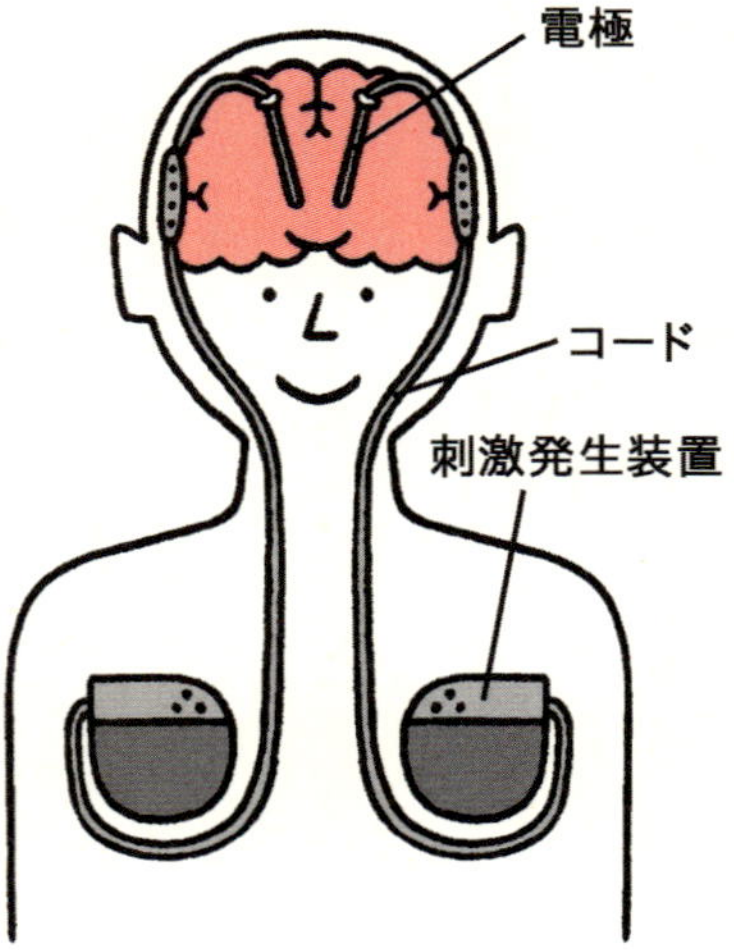


手術後は、定期的に刺激発生装置の調整や、バッテリーの交換が必要です。バッテリーの交換は通常5年に1回程度、最近登場した充電式のタイプでは10年に1回程度、簡単な手術により交換します。

手術の欠点としては、手術時に脳に針を通すため、出血を起こしたり、ほかの神経を傷つけ、「飲み込みが悪くなる（嚥下障害）」「言葉が出にくくなる（発語困難）」「抑うつ症状」「認知機能の低下」などが現れることがある点です。

手術によって症状が改善されて行動範囲が広がり、仕事に復帰できたという患者さんも多く、比較的若い人で条件が合えば、治療の選択肢の1つとして考えてみる価値があるでしょう。日本人の感性からくるのか、〝脳に手術する〟ということへの抵抗感から消極的になる人も多いのですが、私は、患者さんの社会的な活躍の幅を広げるために、脳深部刺激療法の手術を受ける患者さんがもう少し増えてもよいのではないか、と感じています。

## 手術が勧められる場合

手術が検討されるのは、薬の効果が切れて動けなくなるウエアリングオフや、薬が効きすぎて体の不随意運動が生じるジスキネジアが頻繁に起こり、生活に支障がある場合です。しかも、ウエアリングオフが起こるにしても、ドパミン系の薬の効果があり、最も症状が軽い時間帯には、歩けるくらいの状態の患者さんに向いているとされています。

年代的には、どちらかといえば、比較的若い年代のほうが有効性が高いとされる治療法で、おおよその目安として70歳以下とされています。高齢者の場合は、手術時に脳出血などの危険が高まるので、慎重に検討します。50～60歳代の場合は、大きな効果が得られることが多く、仕事など社会生活の幅が広がります。

全身状態が悪かったり、認知機能の低下が目立ったり、精神症状が強い場合、また、ドパミン系の薬の効果がない場合、逆に薬で治療がうまくいっている場合などは、手術が向いていないとされます。

ただし、手術を受けても、パーキンソン病を治癒させる根本治療ではないので、薬を減量することは可能ですが、薬を服用する必要がなくなるわけではありません。引き続き、薬を服用し続け、症状をコントロールしていきます。

手術を希望する場合は、担当医とよく相談して、自分が向いているのか、手術後に改善が見込めるのかなどを確認してください。

**伝えたいこと**

**手術によって、減薬や、症状の改善が期待できます。**

**【事例】脳深部刺激療法を受けたCさん**

システムエンジニアとしてコンピューターと向き合う仕事をする44歳の男性Cさん。28歳のころから、左手の震えとキーボード操作の難しさを感じるようになっていました。その後、歩きにくさや右手の動かしにくさも加わります。Cさんは30歳のときに病院を受診して、パーキンソン病と診断されました。若い時期の発症だったので、遺伝子検査を受けましたが、検査の範囲内では遺伝子異常は見つかりませんでした。

Cさんはレボドパとドパミンアゴニストの服用を始めて症状は軽減していましたが、徐々に一日のうちで薬の効く時間と効かない時間の変動が出てくるようになります。そして40歳のころには、薬の効果がある時間帯は歩行も身の回りのことも自力でできるものの、薬の効果が切れる夜間、午後、夕方は起き上がるにも誰かに助けてもらわなければならなくなりました。また、Cさんは、もともと趣味のゲームに熱中しやすかったのですが、ドパミンアゴニストの服薬量が増えてからは拍車がかかりました。食事も服薬もせずにゲームをし続け、最後には動けなくなって、救急車を呼んで緊急入院したこともありました。

そこで医師と相談のうえ、41歳のとき、Cさんは視床下核の脳深部刺激療法の手術を左右両側に受けました。手術後も薬の服用は継続していて、一日のうちで効果のある時間とない時間の変動はあるものの、効果がある時間帯が長くなり、効果が弱まる時間帯でも自力で起き上がって歩行することができるようになりました。ドパミンアゴニストは減量されて、ゲームに熱中しても以前のようにし続けることはなくなり、朝起きて夜寝る普通の生活ができるようになりました。

Part 2

# パーキンソン病でも長く元気に！ Q&A

## 1. 長期間薬を服用して大丈夫ですか？

大丈夫です。かつては根本的な治療にならない薬を早期から使うメリットはない、と考えられていましたが、現在はほとんどの場合、パーキンソン病と診断された時点で薬物療法を開始します。患者さんの症状に合わせて、レボドパ、ドパミンアゴニスト、非ドパミン系の薬、運動症状以外の症状に対する薬などを追加したり、使い分けたりしていきます。

伝えたいこと

**診断されたらすぐに薬物療法を開始しても大丈夫です。**

## 2. 服用する薬の種類が多いのですが、減らせませんか？

パーキンソン病の薬物療法では、「これ１つで万能」という薬がないため、どうしても薬の種類が多くなりがちです。特に初期には速いペースで薬を増やすことがあります。

また、運動症状のほかに、例えば便秘や起立性低血圧などが起こっていれば、それらに対する薬も処方されますから、運動症状に対する薬と合計して、5、6種類から10種類くらいの薬が処方されることはよくあります。

大量の薬を服用のタイミングごとに仕分けるのに時間がかかる、という患者さんや家族も少なくありません。朝昼晩で服用する薬の組み合わせが異なったり、嚥下障害があったりすると、薬を正しく服用するのは簡単ではありません。そんななかでも、服用回数が1日1回ですむようになった薬も出てきていますし、ドパミンアゴニストは貼り薬を使うこともできます。これらを利用すれば、のみ薬の種類を減らすことも可能です。

医師も、患者さんにきちんと薬を服用してもらうためには、薬の種類があまり増えないほうがよいと考えています。あまり効果が見られない薬の使用を見直したり、新薬を使うときはその薬のみを追加して2～3か月経過を観察し、効果を確かめるなどの工夫をしていきます。

ただ、薬の服用で困ったことがあったとしても、患者さんが自己判断で薬をやめないことが重要です。担当医に率直に相談して、自分に合った解決法を見つけてください。

伝えたいこと

**薬の数はやむを得ないこともありますが、減らせることもあるので、担当医に相談してください。**

## 3. 薬を服用し忘れたときはどう対応すればよいの？

私は、患者さんに「薬を服用し忘れたときは、追加せずに次の服用から再開してください」といっています。患者さんの性格にもよりますが、服用し忘れるのは、おおむね調子がよいときのようです。「忙しくて昼食を食べるひまがなく、薬ものめなかった」というような例を多く聞きます。

薬を服用し忘れてウエアリングオフが起き動けなくなった場合には、レボドパを服用すると、空腹なら30分以内に効果が現れます。また、ウエアリングオフが起きたときに臨時の追加薬（レスキュー薬）として、ドパミンアゴニストの注射薬（アポモルヒネ）を使うことができます。46ページで述べたように、前もって使い方の指導を受ける必要があります。また、ウエアリングオフが起きてから自分で注射するのは難しいため、注射のタイミングを見極めることも必要になります。家族など周囲の人も注射できるよう指導を受けておくとよいでしょう。

伝えたいこと

## 服用し忘れたら抜かしてよいが、いざというときの対策はとっておきましょう。

### 4. のみ合わせはありますか？

通常、重大な影響を与えるのみ合わせはありません。唯一、MAO-B阻害薬のセレギリンと抗うつ薬との併用は避けるべきだとされています。抗うつ薬の代わりに抗不安薬を使うか、抗うつ薬を優先させるときはMAO-B阻害薬を中止します。そのほかの薬では、ほとんど心配はありません。

例えば、「かぜ薬や頭痛薬を服用しても大丈夫か」と心配する患者さんが多いのですが、大丈夫です。通常のかぜ薬や頭痛薬が、パーキンソン病の薬の吸収や代謝に大きな影響を与えることはほぼありません。なかには、かぜ薬を服用するからといって、パーキンソン病の薬を中断する患者さんがいるのですが、そのほうが問題です。パーキンソン病の薬は必ず服用するようにしてください。ただし、胃酸の酸性度を下げる胃薬（プロトンポンプ阻害薬、$H_2$阻害薬）はレボドパの吸収を遅らせるので、2～3時間あけて服用してください。

また、「絶食といわれたので食後の薬をやめました」というのも困ります。パーキンソン病の薬では、毎食後に服用といわれたら、食事をとらなくてもそれに相当する時間に薬を1日3回服用するのが原則です。なお、ほかの病気で何らかの薬を服用する場合は、念のため必ず医師に伝え、確認してもらえば安心です。

**伝えたいこと**

**重大な影響のあるのみ合わせはほぼありません。勝手に薬を中断しないように注意を。**

## 5. 貼り薬は誰でも使えますか？

「のみ薬の種類が多くてたいへんなので、ドパミンアゴニストを貼り薬に替えたい」という希望はよく聞きます。貼り薬に変更することは可能です。

貼り薬の長所は、薬の成分が胃や腸を経由せずに血管に入るため、一日中安定した薬の効果が得られることです。特にのみ薬の効果が低下する夜間や早朝に、「寝返りが打てない」「トイレに行けない」「起き上がれない」などの症状で苦しんでいる場合には効果的です。1日1回貼り替えます。

ただし、かぶれるなどの皮膚症状が起こって、貼り薬が使えない場合もあります。

なお、のみ薬の種類が減っても、「貼り薬を貼り替える」という作業があり、それを負担に感じるという患者さんもいて、どちらの負担が大きいと考えるかは人それぞれです。

**伝えたいこと**

**貼り薬は誰でも使えますが、負担が減ると感じるかどうかは、患者さんによって異なります。**

## 6. 薬を服用すると眠くなってしまうのですが、解決できますか？

「眠くなる」は、パーキンソン病の薬では、どれでもよく見られる副作用です。特にドパミンアゴニストでよく起こります。

ドパミンアゴニストには、数多くの種類がありますが、その化学構造から「麦角《ばっかく》系」と「非麦角系」に大別されます。

「〝麦角〟って何？」という疑問が出ると思いますが、麦核系のドパミンアゴニストとは、ライ麦などに寄生する〝麦角菌〟の菌核から抽出された生理活性物質をもとに作られた薬です。一方、非麦角系は、麦角菌の成分によらない薬です。最初に開発されたのが麦角系で、2000年代になって非麦角系の薬が使われるようになりました。効果はほぼ同等ですが、副作用の現れ方は異なります。「眠くなる」のは、特に現在主に使われている非麦角系の薬で起こりやすいといわれています。

薬の種類を変えることはできますが、2か月くらい使うと慣れてきて、あまり眠気を感じなくなることがあるため、まず2か月くらい使ってもらうことがよくあります。

しかし、急に眠り込んでしまう「突発性睡眠」には注意が必要です。患者さんが気付かないうちに発作的に寝てしまうので、自動車の運転や、危険を伴う作業を行っていると、たいへんな問題が起こりかねません。駅で起これば、線路に落ちてしまうおそれがありますし、料理で揚げ物をしていれば、やけどをしたり、火事を起こしたりするおそれもあります。電話中に突然寝てしまい、急に反応がなくなって驚いた相手からの指摘で、突発性睡眠が起きていたことに気付いた患者さんもいます。

非麦角系のドパミンアゴニストを使う患者さんには、医師が警告することになっていますが、患者さんや家族もよく気をつけて、眠気や突発性睡眠が起きた場合は、医師に詳細を伝えてください。実際、この薬を服用していて、運転中に交通事故を起こした例がしばしばあります。私自身も、患者さんの事故を3例経験し、それ以来、非麦角系のドパミンアゴニストを使う患者さんには、運転を禁止しています。突発性睡眠が起こった患者さんはまず運転を自粛してください。そのあと、薬を変更するか、あるいは行動の見直しが必要になります。

また、逆に「寝つきが悪い」「何度も目が覚める」「朝早く目が覚める」など、「眠れない」悩みを訴える患者さんもいます。パーキンソン病の影響なのか、薬の影響なのか、あるいは別の病気のせいなのか、原因や対処法はそれぞれ違います。この場合も医師に相談して、解決法を見つけましょう。

**伝えたいこと**

**眠気で困ったり、突発性睡眠が起こるようであれば、薬や行動の見直しが必要です。**

## 7. もともとギャンブル好きですが、薬の影響を受けますか？

ドパミンアゴニストの副作用の1つとして、衝動を抑えられない「衝動制御障害」があると話しました。「ギャンブルにのめり込む病的賭博《とばく》」「買い物依存」「むちゃ食い」「性的逸脱」などが、衝動制御障害の症状として知られています。誰にでも起こるわけではありませんが、パーキンソン病の薬のせいとは思い至りにくく、見逃されることがあります。

病的賭博に関しては、比較的若年で新しいもの好きの男性に起こりやすいといわれています。このような衝動制御障害が起こる原因はまだはっきりわかっていません。しかし、ドパミンはもともと快楽を司る脳の報酬系への作用をもっており、薬によって、報酬系に関係する中脳辺縁系が過剰に刺激されるためではないかと考えられています。

もともとギャンブル好きということであれば、リスクがあると考えなければなりません。

本人には自覚がないことが多いので、貯金を使い果たしたり借金をしたりする前に止められるよう、周囲の人が見守ることが大切です。対策としては、薬の減量、変更、中止などを検討します。

**伝えたいこと**

**ギャンブル行動など、薬の影響を受けるかも。行動の変化がないかどうか、周囲の人が見守ってください。**

## 8. サプリメントは使ってよいの？

パーキンソン病の症状を改善する効果が実証されたサプリメントはありません。ですから、治療中にお勧めできるサプリメントはありません。ただし、十分に食事がとれず、栄養状態に問題が生じたような場合には、使用が考えられるかもしれません。

いずれにしても、自己判断で使うのは勧められませんので、まず担当医に相談してください。

## 9. 症状を改善する食べ物はありますか?

伝えたいこと

**勧められるサプリメントはありません。**


パーキンソン病では、特に食事の制限はありませんし、特に勧められる食べ物もありません。一般的な栄養管理を行ってください。

ただし、嚥下障害が起こっている場合は、栄養不足にならないよう、食事の内容を工夫することが大切です(91ページ参照)。薬がのみ込みにくかったり、誤嚥から肺炎を起こすおそれもあります。「のみ込みにくい」「むせる」など、嚥下障害を疑う症状があったら、担当医に相談して、検査を受けて嚥下障害の有無や状態をチェックし、食事の内容や食べ方についての指導を受けてください。

伝えたいこと

栄養不足や偏りがないように注意してください。

## 10. 薬の服用方法にコツは?

治療の過程では、たくさんの薬を服用する必要があったり、薬を服用しても効果を実感できなかったりすることもあります。また、薬をきちんと服用していても、体調や症状が毎日変わり、不安に思うこともあるでしょう。薬の効果と副作用は患者さんごとに異なるので、患者さん自身がきちんと把握し、担当医に伝えることが大切です。医師は、患者さんに合わせて微調整を加え、状態を改善していきます。

また、薬の服用方法を変えることで、問題が解決することもあります。レボドパを長期に使用していると、薬の効果がすぐに切れてしまうウエアリングオフがよく起こることは説明しました。

これは主に薬の代謝と関連して起こるもので、薬の服用と食事の関係を調べると、食前に薬を服用したほうが吸収が速く、薬の成分の血中濃度がすぐに上がります。そこで、アメリカなどでは、食前に服用するのが一般的です。

一方、食後に服用すると、血中濃度はなだらかなカーブを描いて、ゆっくりと上がりゆっくりと下がります。なだらかなカーブを描いていたほうが、長期的には、体が意図せず動くジスキネジアなどの副作用が出にくいのではないか、という考え方から、日本では食後に服用するように処方されます。もし、食後に服用して効果が出にくいようであれば、食前に服用する方法もあるので、担当医に相談してみてください。

**伝えたいこと**

**食前に薬を服用するのも1つの方法です。**

## 11 低たんぱく食がよいって本当？

パーキンソン病の治療上、そういうことはありません。たんぱく質が不足しないよう、栄養バランスを考えた食事をとってください。

なぜ、「低たんぱく食がよい」といわれるようになったかというと、レボドパはアミノ酸から合成されており、腸管から吸収される際にほかのアミノ酸と競合し、十分に吸収されず排出されてしまうことがあるからです。そのため、アミノ酸からできているたんぱく質の摂取を少なくしたほうがよいという考え方です。もっとも、アミノ酸とレボドパの競合は人によって異なり、敏感に反応する人と、そうでない人がいるようです。

対処法としては、たんぱく質の量を減らすのではなく、競合を避けるように、薬を食前に服用するなど、時間差を設ければよいと思います。また、私が患者さんによく勧めるのは、「夕食にたんぱく質をしっかりとる方法」です。多少、薬の効果が出にくくても、夜なら影響が少なくてすみます。低たんぱく食を心がけたりすると、低栄養になってしまうので、必要量はしっかりとるようにしてください。

**伝えたいこと**

**たんぱく質を夕食でしっかりとるのがお勧め。低栄養にならないように注意してください。**

## 12. 手術療法で、ずっと脳を刺激して大丈夫なの？

大丈夫です。

手術の主流として説明した「脳深部刺激療法」は、弱い電流によって、脳の奥の運動を調節する部位に刺激を与えることにより、運動症状を改善するというものです。パーキンソン病を治癒させるわけではないので、通常は手術後も薬を併用します。ただ、多くの場合、薬を減らせたり、ウエアリングオフやジスキネジアが減ったりして、患者さんの生活の質は向上します。

手術によって、消失したドパミン神経を生き返らせることはできませんが、適度な刺激によって、残った神経回路をうまく使ったり、過剰な興奮を抑えたりできると考えられています。

この手術は、1990年代から世界中で行われてきましたが、これまで大きな問題は起きていません。日本でも手術後10年という患者さんは数多くいます。

**伝えたいこと**

**脳深部刺激療法は多くの患者さんが体験していますが、問題はありません。**

Part

3

# 自分でできること、周りができること

## ～リハビリテーションと周囲のサポート

# リハビリテーションはすぐ開始

パーキンソン病では、薬物療法とともにリハビリテーションが治療の両輪になると述べました。このパート3では、リハビリテーションについて、具体的に説明しましょう。あわせて、パーキンソン病の患者さんの周囲の人が、どのように患者さんをサポートすればよいかという点についても話をします。患者さんや周囲の人が主体的に取り組めることについての話となりますので、ぜひしっかりと理解し、取り組んでいただきたいと希望します。

「リハビリテーション」には、パーキンソン病の悪化を防ぎ、生活の質を保つ効果があります。筋力、バランス、歩行速度の改善などにも有効で、リハビリテーションによって、転倒の頻度が減少するというデータもあります。

パーキンソン病の患者さんは、自分が考えているより、動きが小さくなったりゆっくりになったりしがちで、どうしても運動不足になりやすいのです。また、動きにくさがあると、精神的にも体を動かすのが億劫《おっくう》になったり、「危ないから動かないほうがよい」などと思い込んで、体を動かさなくなることもよくあります。

しかし、そうやって体を動かさないでいると、その機能が衰える「廃用症候群」が起こり、筋力や心肺機能が衰えて、運動機能の低下が本来の症状より強く起こります。油断すると、体の動きはどんどん鈍くなってしまうのです。

こうしたことを防ぐために、現在はパーキンソン病と診断されたら、薬物療法を始めるのと同時に、すぐにリハビリテーションを開始することが勧められています。リハビリテーションでは、意識して体のいろいろなところを動かすことが、特に大切だといわれています。リハビリテーションに取り組む際は、動かしている部位を自分でよく意識しながら行うとよいでしょう。

パーキンソン病のリハビリテーションは、「体力を保つための有酸素運動」「バランスや筋力を保つ運動」「柔軟性を保つストレッチング」などを組み合わせて行います。

リハビリテーションの内容や目標は、患者さんの重症度によって異なります。初期で普通に動ける場合は、活動量の低下を防ぐことが中心になりますが、進行するにしたがって、転倒予防、移動のしかた、姿勢の保ち方、バランスのとり方などから、呼吸や嚥下機能の維持、関節が硬くなる拘《こう》縮《しゅく》を防ぐことなどへと移っていきます。

また、「声が小さくなる」「声がかすれる」「言葉がなかなか出てこない」などの言語障害を改善するリハビリテーションや、最近、注目されている、音楽を活用した歩行などの運動機能のリハビリテーションなども有効です。

# リハビリテーションで大切なこと

大切なのは、少しずつでも毎日続けることです。実際にはなかなか難しい場合もあると思いますが、なんとか生活の一部に組み入れてください。毎日続けることで、姿勢がよくなったり、体の動きがよくなったりして、転倒しにくい体を作ることができます。どうすれば続けられるかは、患者さんごとに異なるので、担当医や家族とも相談しながら、自分に合った方法を見つけるのが長続きさせるコツです。

なお、リハビリテーションの指導は、理学療法士、作業療法士、言語聴覚士などが担当します。医療機関のリハビリテーション科や専門施設で受けられますので、まず担当医に相談してみてください。また、どんな運動が適しているかは、患者さんの心肺機能や、膝、腰、股関節などの状態にもよります。この点も、事前に担当医や専門科の医師のチェックを受ける必要があります。

ただし、パーキンソン病の患者さんは、筋肉が緊張して硬くなると痛みが起こりやすくなったり、ドパミン不足から痛みを感じやすくなったりしています。いくら大切なストレッチングや筋力トレーニングでも、やりすぎて痛みが出るようでは逆効果です。医師や理学療法士に相談して、自分に合った強度や時間を見つけてください。

伝えたいこと

**リハビリテーションは、早期から始めて体の動きを維持します。くれぐれも無理のない範囲で行ってください。**

**【実例】 積極的にリハビリテーションに取り組み、元気に過ごすDさん**

もともと山歩きが好きだった69歳の男性Dさんですが、4年前、足を引きずりがちになり、山に行ったときにどうしても遅れてしまうことに気付き、神経内科を受診します。パーキンソン病と診断され、レボドパとドパミンアゴニストを併用したところ症状は改善しました。山歩きはどうしても続けたいという意思を医師に伝えたところ、リハビリテーションを提案されました。Dさんは週3回リハビリテーション施設に通い、それとは別に毎日1時間以上歩くことを習慣づけていたところ、症状の進行は緩やかで、現在も仲間と山歩きを楽しんでいます。

# ウォーキングで体力を保つ

有酸素運動では、「ウォーキング」が手軽に始められます。歩ける人は、ウォーキングで体力を保つとよいでしょう。動作や姿勢を保つための練習にもなります。1人で歩くのが不安な場合は、家族など周囲の人と一緒に行ってください。

パーキンソン病の患者さんは、「歩幅や手の振りが小さくなる」「前かがみになりやすい」という特徴があり、足を引きずったりつま先から着地するので、転びやすくなっています。ウォーキングをするときは、次のような点を意識して行うとよいでしょう。

- **腕を大きく振る**
- **膝を上げる**
- **歩幅を大きくする**
- **かかとから着地する**

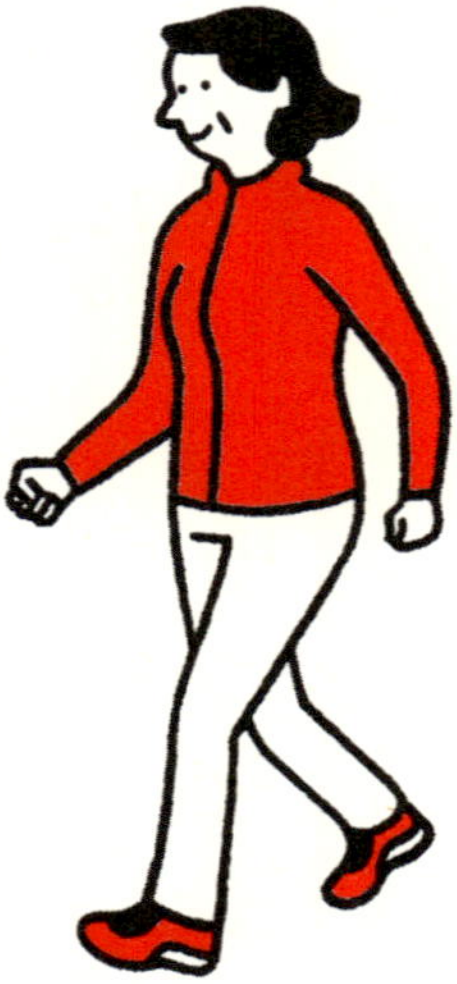

パーキンソン病のリハビリテーションとして行う有酸素運動は、「20分間以上続ける」ことを私は勧めています。1日20～30分間を目安に毎日続けましょう。

また、市販されているウォーキング用のストックを使うと、姿勢の崩れを修正するときや、転倒防止に役立ちます。また歩行器を押しながら歩くと、多くの患者さんが歩きやすくなるので、歩きにくい場合は試してみるとよいでしょう。

パーキンソン病では、歩行に関しては、つま先が上がらず、足を引きずるようになります。このことが、つまずいて転倒する原因にもなりますので、「かかと、かかと」と心のなかで唱えながら、かかとから着地するよう心がけてください。

また、歩こうとしても、なかなか第1歩を踏み出しにくくなる「すくみ足」や、歩き出すとだんだん早足になって止まれなくなる「突進」も、パーキンソン病ではよく起こります。すくみ足が起きた場合は、その場で足踏みを繰り返してから前に進んだり、1歩目を後ろに引いてから前に進むとよいでしょう。リズムをとることも大切です。「いち・に、いち・に」と掛け声をかけると、脳のリズムをとる働きが補われ、足が出やすくなります。「掛け声を周りの人にかけてもらう」「音楽に合わせて歩く」などの方法もよいでしょう。

突進が起こると、転倒しやすくなるので、あわてず「まず止まる」ことを心がけます。そのあと、姿勢を整えてからゆっくり歩き出します。前かがみになると突進が起こりやすいので、日ごろから、前かがみにならず、姿勢を正しくするように心がけてください。

**伝えたいこと**

**歩くときは、リズムよく、大きな動きを意識してください。**

# 音楽療法でリズム感を養う

パーキンソン病の患者さんは、さまざまな症状によって自発的な運動が阻害されています。ところが、視覚や聴覚の刺激など外部からの刺激によって、運動が改善されることがわかっています。例えば、前出の掛け声によって歩きやすくなるのもその一例です。

音楽療法もその1つで、メトロノームや音楽のリズムに合わせて歩く練習をすると、歩行速度、歩幅、バランスなどを向上させる効果があるとされています。ほかに楽器を弾いたりする方法もあります。

なかでも、「音楽を聴くだけ」という受動的な方法でも効果があったという報告が注目を集めています。自宅で3～4週間、毎日最低でも1時間音楽を聴いただけで、歩行練習をしないのに、歩行速度が上がり、うつ状態の軽減もあったということです。聴覚からの刺激は有効なリハビリテーションになると考えられています。

特に、行進曲のようなリズムのはっきりした音楽が勧められます。

伝えたいこと

**リズムのはっきりした音楽を聴いたり、聴きながら歩行練習をすると効果が上がります。**

## いろいろな発声のリハビリテーション

パーキンソン病では、「声が小さくなる」「声がかすれる」「言葉がなかなか出てこない」「抑揚のない話し方になる」「発音がはっきりしない」などが起こりやすくなります。これらは、声帯や呼吸に関わる筋肉が影響を受けたり、胸郭の運動が制限されたりするために起こるもので、改善には発声のリハビリテーションが有効です。言語聴覚士の指導を受けるほか、自分でできる方法もありますので、毎日実行するようにしましょう。

自分でできる方法には、

- **本や新聞を大きな声でゆっくり朗読する**
- **カラオケで大きな声で歌う**
- **会話する機会を増やす**

などがあります。自分では声が小さくなっていることに気付きにくいので、なるべく大きな声を出して、その感覚を取り戻しましょう。「ちょっとやりすぎかな」と思うくらい、思い切って大きな声を出すのがちょうどよい程度ですので、どんどん声を出しましょう。自分の声を録音して、声の大きさを確かめるのもよい方法です。

ほかにも、「左右の手のひらを合わせ、両側から押し合う」「手のひらで壁を押す」「自分が腰掛けているいすの座面の下に手をかけ、引っ張り上げる」などの動作と同時に「えいっ」と大きな声を出すという方法（プッシング・プリング）など、さまざまな方法があります。

なお、家族など周囲の人も、大きな声でゆっくり話すようにするとよいでしょう。そのリズムに合わせて、患者さんも大きな声でゆっくり話すことができるようになります。会話をすること自体がリハビリテーションになるので、なるべく会話の機会が増えるように、周囲の人は患者さんに話しかけてください。

最近、発声のリハビリテーションのなかで、効果が高いと注目されているのが、リー・シルバーマン療法（ＬＳＶＴ　ＬＯＵＤ®）という訓練法です。認定を受けた言語聴覚士が指導する4週間のプログラムで、声の大きさ、抑揚、声の質を改善するほか、顔の表情や嚥下にも効果があるとされています。さらに体の動きを大きくしようとするリー・シルバーマン療法（ＬＳＶＴ　ＢＩＧ®）も行われるようになっています。こちらは認定を受けた理学療法士や作業療法士が指導します。

私の患者さんで、ＬＳＶＴ　ＬＯＵＤ®を受けた人がいますが、確かに以前より声がよく出るようになりました。ただし、現在、実施している施設は限られているため、関心のある人は担当医に相談してください。

伝えたいこと

**言語聴覚士の指導を受けたり、自分で大きな声を出す練習をします。**

## 転倒予防には

パーキンソン病の治療では、転倒を予防することが重要な課題です。注意点は、次のとおりです。

- **薬やリハビリテーションで運動症状を抑える**
- **家の中を歩きやすく、安全な環境にする**
- **外出時はすべりにくい靴を履き、ウォーキング用のストックを活用する**
- **歩くときは歩くことに集中する**

患者さんは、体の動きやバランスが悪くなるため、転びやすくなり、いったんバランスが崩れると立て直すことができません。特に後方に転倒しやすいのが特徴です。患者さんが起こしやすいすくみ足や突進、小さくなった歩幅なども、転倒の原因になります。

患者さんの半数が転倒した経験があり、その3分の2は転倒を繰り返すといわれています。転倒して骨折したのをきっかけに寝たきりになるなど、転倒は生活の質を低下させる大きなリスクになります。また、1度転倒すると、転倒するのが怖くなり、不安でますます動かなくなってしまうこともあります。

転倒を防ぐには、まず薬による治療をしっかり行い、動けるようにしておきます。そのうえで、運動習慣をつけ、足腰を強くしていきます。

パーキンソン病の患者さんは、複数のことを同時に行うのが苦手です。歩行に関しても、何かほかのことをしながら歩くと転倒しやすいことは、以前から知られていました。歩くときは、歩くことに集中することが大切です。また、歩くときに両手が塞《ふさ》がっていると、いざというときに手や腕を使えません。もともとパーキンソン病の患者さんは転びかけたときに手や腕を出してかばう反応が少なくなるのですが、それでもリュックサックを使うなど、なるべく両手を空けておきましょう。靴はすべりにくいものを選び、ウォーキング用のストックを使うのもよいでしょう。

転倒の多くは屋内で起こっています。例えば、電話や宅配便などに応対しようとして、急な動作をして転倒することが少なくありません。どんなときでも、あせらず、ゆっくり、集中して動くようにしましょう。

また、家の中は、

●段差や障害物をなくす
●手すりをつける
●床をすべりにくくする
●床や畳の上に物を放置しない
●家具の角にはクッションテープなどを貼る
●電気のコードは壁際にまとめる

などの工夫をしてください。また、スリッパは脱げやすいので使わないほうが安全です。屋内ではすべり止めの付いた靴下をはくか、裸足で過ごします。

すくみ足が起こりやすい場所があれば、歩幅の間隔で床にテープを貼り、テープをまたぐように歩くと、1歩が出やすくなります。これは、視覚による刺激を利用した方法の1つです。

**伝えたいこと**

**集中して1つの動作を行います。**
**転倒しにくい安全な環境作りにも留意しましょう。**

## 「食べにくい」「むせる」への対処

パーキンソン病が進行すると、舌やのどの周りの動きにも影響が及び、「飲食物を飲み込みにくくなる」「むせる」などの嚥下障害が起こることがあります。嚥下障害があると、食事を十分にとれず、栄養不足になったり、薬をうまくのみ込めなくなったりすることもあります。

最も注意が必要なのは、飲食物が誤って肺に入る「誤嚥《ごえん》」を起こすことです。健康な人ならせき込んですぐに吐き出すことができますが、パーキンソン病の患者さんはうまく吐き出せません。そのため、食べ物が気道に詰まって窒息したり、飲食物や唾液に含まれる細菌が肺に到達して、「誤嚥性肺炎」を起こしたりするおそれがあります。

パーキンソン病の患者さんの死亡原因で最も多いのが肺炎です。患者さんの命を守るために、嚥下障害への対処はたいへん重要な課題となっています。

患者さんや周囲の人が気付かないうちに、嚥下障害が起こっていることもよくあります。次のようなことがあったら、嚥下障害を疑って1度検査を受けることが勧められます。

- **食事や薬の服用に時間がかかる**
- **よくむせる**

●よだれがよく出る
●体重が減ってきた
●飲み込んだあとも口の中に食べ物が残る
●食べこぼしが多い

嚥下には、口の中やのどなど、多くの働きが関係しており、嚥下障害が起こる原因もさまざまなので、詳しく調べて原因に合わせて対処します。例えば、突然薬の効果が切れるウエアリングオフに伴って嚥下障害が起きているようであれば、薬の量や服用時間を変えることで改善することがあります。痰《たん》を出すトレーニングを行うこともあります。医療機関では、言語聴覚士が嚥下に関するリハビリテーションを担当しています。受けたい場合は、担当医に相談してください。

嚥下障害がある場合は、次のような注意が必要です。

●ゆっくり食べる
●あわてて食べない
●口の中を食べ物でいっぱいにしない
●食べることに集中する
●口の中を清潔に保つ

## ●検査を受けて、専門家に対策を立ててもらう

歩行の項目でも「歩くことに集中するように」といいましたが、食べるときも同じです。パーキンソン病の患者さんは、複数のことを同時に行うのが苦手なので、「新聞を読みながら食事をする」などはやめて、食事に集中してください。あわてて食べるのは厳禁です。

また、「パサパサ」「カサカサ」「ベタベタ」したものや、硬すぎるもの、噛《か》みにくいものは避け、「食べ物を噛みやすい大きさに切る」「とろみをつける」など、食事内容を工夫することでのみ込みやすくなります。シチューなど煮込んでとろみのついたものが食べやすいでしょう。また、食事の回数を分けることで、1回の食事量を少なくするなどの工夫も有効でしょう。基本は、高齢者の嚥下障害の対策と同じです。

食事は生活の楽しみでもあるので、「何でもミキサーにかける」のでは、患者さんの食欲が失われてしまいます。患者さんの好みを生かしながら、安全な食事を用意するようにしたいものです。

口の中を清潔に保っておくことも大事です。歯ブラシや口腔内清掃用のスポンジなどを使い、口腔ケアを忘れずに行いましょう。

**伝えたいこと**

**食事は、集中してゆっくりとりましょう。**
**食事内容にも注意が必要です。**

# 薬物療法とのバランスは

パーキンソン病の治療では、早期から薬物療法と併行して、積極的にリハビリテーションを行うことで、生活に支障のない状態を長く保つことができたり、少ない薬で効果を得られると考えられることは、繰り返し強調しておきたいと思います。

例えば、こんなデータがあります。薬物療法でレボドパを服用している患者さんの手の動きを調べたところ、利き手の動きが改善されていました。これは、利き手のほうをよく動かすからだと考えられます。つまり、意図的に体を動かすことがよい効果を与えているわけです。

最近の研究では、同じ薬を服用していても、運動するほうが、薬の効果が上がることがわかってきました。実際に患者さんのなかには、ＤＡＴスキャン（20ページ参照）でドパミン神経がかなり少なくなっていることが推測されるのに、元気に動いている人たちが見受けられます。その多くが、パーキンソン病と診断されたあとも、「薬物療法と併行してずっとゴルフを続けている」「ハイキングに行っている」など、活動的に過ごしている人たちです。いろいろな理由があると思いますが、ドパミンが少なくなっても、神経伝達物質のバランスがよくなったり神経回路の流れがよくなったりしているのではないかと考えられます。

脳の機能についてはまだわかっていないことも多く、はっきりした影響は不明ですが、ドパミンに依存しない調整経路もさまざまあり、そういうところがうまく使われているのかもしれません。今後、研究が進んで、詳しいことがわかってくるでしょう。

**伝えたいこと**

**リハビリテーションは、薬物療法と併行して、早期から行います。**

## 適切なサポートをするには

患者さんや、家族など周囲の人にまず理解していただきたいのは、次の2つです。

- **パーキンソン病は、治療で改善する病気である**
- **薬によって症状が改善されていれば、日常生活はあまり不自由なく過ごせる**

患者さんの症状が抑えられている場合は、必ずしも病人扱いする必要はなく、日常生活に過度な制限を設ける必要もありません。患者さんは、どうしても病気や将来の不安から気分が落ち込みやすいので、周りの人は、患者さんが明るい気持ちで過ごせるように協力しましょう。

ただ、毎日薬を服用したり、リハビリテーションを行うことは治療上、たいへん重要です。患者さんが薬を服用し忘れたり、自己判断で薬の量を変えたり、服用しなかったりすることがないよう、見守ってあげてください。これまでと違う様子があったら、観察して、担当医に相談するようにしてください。

患者さんは動作が遅くなりがちですが、せかさず、見守ってください。時間がかかっても自分でできることは、手助けする前に、まず自分でやってもらいましょう。それがリハビリテーションにもなります。また、姿勢が悪いのをほうっておくと、体の負担が増して、痛みが出たり、日常生活に支障が出たりします。本人は気が付かないことも多いので、周囲の人が注意してください。

病気が進行して、手助けしないと危険があるような場合は、積極的に手を貸して、患者さんの行動範囲が狭まらないようにしましょう。

パーキンソン病では、運動症状のほかに、幻覚・妄想、うつ、意欲低下、判断力や理解力が低下する認知機能障害などが起こることがあります。これらが起こる原因は、病気の進行や加齢のほか、薬の副作用による場合などさまざまです。なかには家族など周囲の人が対応に困ることも出てくるかもしれません。

原因によっては、早期に対処すれば改善できる場合もあります。そのほかにも病的賭博（69ページ参照）など、さまざまな症状が起こることもあります。患者さんの様子などを見守っているうちに、何か変化に気付いたら早めに担当医に相談し、皆で解決法を見つけてください。

**伝えたいこと**

**周囲の人も病気について正しい知識を持ち、必要なときに適切なサポートを。**

Part 3

# 自分でできること、周りができること Q&A

## 1. 合唱サークルの活動を続けられますか？

大きな声を出すことは、よいリハビリテーションになります。練習会場に行くことは、運動量を増やすことになりますし、仲間と一緒に歌うことは、発声練習を行っていることになります。それ以外にも、会話をしたり笑ったりする時間をもつことで、気持ちが明るくなり、前向きになる効果もあります。

ぜひ続けて、楽しい時間を仲間と共有してください。

**伝えたいこと**

**声を出すことはよいリハビリテーションになるので、合唱サークルなどはぜひ続けてください。**

## 2. 車の運転は続けられますか？

パーキンソン病だからといって、一律に運転を中止する必要はありません。現在のところ、明確な指針や法律もありません。ただ、67ページでも説明したように、ドパミンアゴニスト、特に非麦角系のドパミンアゴニストを使っている場合には、突発性睡眠が起こることが多く、運転中に交通事故を起こすことがあります。そこで、厚生労働省の指導により、医師は患者さんがこの薬を内服中は運転を控えるよう警告することになっています。また、ほかの薬でも突発性睡眠が起こったという報告もあります。薬を使っていて、突発性睡眠や眠気が起こったことがある場合は、運転を自粛してください。

また、病気の程度によって、運転を自粛したほうがよい場合があります。自分の症状や服薬状態について、担当医と相談しながら決めていただきたいと思います。

**伝えたいこと**

**運転を自粛するかどうかは、症状や服用している薬によります。**

## 3. 杖を用意したほうがよいですか？

これも一律にはいえません。患者さんの症状の程度によると思います。患者さんの状態に合わせて、杖、歩行器、車いすなどを使用していきましょう。

ただし、杖が短すぎたり長すぎる、あるいは歩行器のハンドルが低すぎるなど、体に合わないものを使うと、かえってバランスを崩すことにもなりかねません。体に合ったものを使うことが大切です。杖よりも、ウォーキング用のストックのほうが使いやすいという患者さんもいます。

すくみ足が起こりやすい患者さん用に、横向きのバーがついた杖や、レーザー光による目印が照射される杖などが開発されています。バーや光による目印が歩幅の目安となり、足が出やすくなるというものです。

歩行器やシルバーカーなどを使うときも、体に合ったものを選んでください。

症状によって、杖、歩行器、車いすなどを貸し出す制度があるので、住んでいる市区町村の担当窓口や最寄りの「地域包括支援センター」などに問い合わせてください。

**伝えたいこと**

**杖、歩行器、車いすなどは、症状に合わせて使用します。**

## 4. 寒いとつらいのですが、対処法は？

「寒いと体を動かしにくい」という患者さんは、少なくありません。体がこわばったり、筋肉の硬直が起こるようです。末梢の循環障害から手足の先に冷感が生じたり、しもやけができることもあります。

寒い時期は、防寒と保温に努め、体を冷やさないようにしてください。暖房の工夫をしたり、外出時にはマフラー、帽子、手袋などを使ったり、防寒機能のある下着を使うなど、衣服の工夫をするとよいでしょう。入浴や足湯などを上手に取り入れている患者さんもいます。

一方で、「暑いとつらい」という患者さんもいます。体温調節がうまくいかず、汗が出にくくなって体温が上がってしまう場合もあれば、発汗障害から大量の汗をかいて体内の水分を失ってしまう場合もあります。さらにパーキンソン病では、頻尿があったり、筋肉が減って保持する水分が少なくなるなど、脱水を起こしやすい要因が重なっているため、脱水から熱中症を起こしやすいのです。

脱水や熱中症を起こすと、運動症状を悪化させるだけでなく、自律神経系に悪影響を与えます。さらに重症化すると、命の危険が生じることもあるため、患者さんが暑い時期に脱水を起こさないように、十分に注意していただきたいと思います。日常的に、食事、水分、塩分量などをチェックして、不足のないようにしましょう。塩分については、「減塩」を心がけている場合が多いと思いますが、極端に減らすと不足してしまうので、適量をとるようにしてください。

伝えたいこと

**寒い時期は防寒と保温に努め、暑い時期は脱水を起こさないよう、水分や塩分の不足がないように。**

## 5. 文字が書きにくいのですが、どうすれば？

「体の動きが小さくなる」「声が小さくなる」などのほか、微細運動症状として、小さな細かい動きがうまくできないことがよくあります。パーキンソン病のある人は文字を続けて書くと、だんだん手の動きが小さくなって、文字が小さくなってしまいがちです。修正するのは難しいのですが、「文字を大きく」と、第三者に指示してもらい、自分でも意識して大きな文字を書くようにするとよいでしょう。また、用紙に目標となる罫線《けいせん》や升目を引くと書きやすいようです。

伝えたいこと

**文字を大きく書くことを意識し、罫線や升目を引いた用紙を利用します。**

## 6. 体を動かすのがもともと好きではありませんが、どう取り組めばよいの？

以前から体を動かすのが好きで、スポーツなどを行っていた人は、それほど苦労せずにリハビリテーションを行えるようです。リハビリテーションは、本人の意欲がなければなかなかうまくいきません。自分の体力に合わせて、何か興味を持てそうなことを見つけるようにしましょう。例えば、散歩でもよいと思います。それが習慣付けられればよいリハビリテーションになります。

また、進行によって、通院リハビリテーション、通所リハビリテーション（デイケア）、訪問リハビリテーションなどが利用できます。

伝えたいこと

**リハビリテーションは、自分が興味を持てることを見つけて習慣づけます。**

## 7. 住まいではどんな注意が必要？

患者さんが安全に過ごせる場所として、自宅の環境を整備することは大切です。「段差や障害物をなくす」「手すりをつける」「床をすべりにくくする」「床や畳の上に物を放置しない」「家具の角にはクッションテープなどを貼る」「電気のコードは壁際にまとめる」「スリッパは履かない」などに着目して、住まいや暮らし方を見直してみましょう（88ページ参照）。

患者さんは、つま先が上がりにくく、そのためにつまずきやすくなります。家の中で転倒して骨折することが多いので、段差はないほうが安全です。バリアフリーにできない場合も床の上を片付け、余計なものを置かないだけでも動きやすくなります。

「洋式トイレにして手すりをつける」「ベッドにする」「浴室内に手すりやすべり止めをつける」「ドアノブや水道栓を使いやすいものに取り替える」なども有効です。患者さんは狭いところで動くのが苦手なので、家の中の動線を見直し、歩きやすいように整えるとよいでしょう。

伝えたいこと

**住まいの環境を整え、安全に過ごせる場所を確保します。**

## 8. 周囲の人はどう手を貸せばよいの？

ひと言でいえば、「待ってあげる」ことに尽きると思います。患者さんの動作が遅くなってくると、家族はつい「早くして」と言ったり、自分のペースで手を出したりしてしまいます。すると、患者さんが緊張したり、あせってうまくできなかったりします。

何事も患者さんのペースに合わせて、ゆっくりでも患者さんが自分でできるように見守ってください。例えば、無理に手を引っ張って早くさせようなどとしないことです。ただし、患者さんが助けを求めているときには、必要な手助けをしてあげてください。

伝えたいこと

**患者さんが自分でできるように、「待ってあげる」ことが大切です。**

Part

4

# パーキンソン病治療の最先端とこれから

# ｉＰＳ細胞への期待

現在のパーキンソン病の治療では、薬や手術、リハビリテーションなどが行われますが、これらの治療では脳の黒質の神経細胞の減少を止めたり、進行を止めるなど、病気を根本的に治すことは残念ながらできません。もちろん、これらの治療法の進歩によって、症状を抑えることができるようになり、日常生活への影響が減少して、これまでとそれほど変わらずに長期間過ごすことができるようになっています。

さらに、今日も世界中でパーキンソン病を根治させるさまざまな治療法の研究が進められており、近い将来、実用化されるのではないかと期待されています。

これからの治療法のなかで注目されているのが、「ｉＰＳ細胞（人工多能性幹細胞）」を利用する方法で、私の研究分野でもあります。患者さんはまだこの治療を受けることはできませんが、私たちは少しずつ研究を積み重ねてきており、あともう少しというところまできています。

ｉＰＳ細胞は、京都大学の山中伸弥教授が世界で初めて作成した細胞で、山中教授がその功績で２０１２年のノーベル生理学・医学賞を受賞したことは、皆さんの記憶に新しいと思います。ｉＰＳ細胞とは、人間の皮膚などさまざまな細胞をもとにして作られる、体のどのような組織にも分化できる能力を持った細胞です。

iPS細胞は、失った組織や臓器を再生させる「万能細胞」として、再生医療への応用が期待されています。日本では、加齢によって目の網膜の黄斑部の機能が低下する「加齢黄斑《おうはん》変性」に対して iPS細胞を使った臨床試験がすでに行われています。この治療が実用化される日も近いといわれ、さらにいろいろな病気の治療への応用が進んでいくことでしょう。

## 再生医療の道のり

パーキンソン病の患者さんに対して、脳の細胞を移植し再生させるという再生医療の研究は、実は1980年代から行われてきました。

最も多く試されたのは人工妊娠中絶された胎児由来の黒質細胞を使う方法です。この細胞の移植により、失われた神経回路を再構築させようとするもので、ヨーロッパやアメリカで400例以上が行われてきました。しかし、効果は限定的で、若く症状の軽い人には効果があったという例も報告されていますが、全体を見ると明らかな効果は実証されませんでした。

現在は、効果があると予想されるグループ（60歳以下、症状の軽い人）に対しての治験がヨーロッパで再開され、長期的な観察が行われています。

胎児由来の黒質細胞には人間のドパミン神経細胞そのものが含まれていますから、細胞としての質が高く、移植したあとに、目的とする線条体という部位に自然に枝を伸ばして生着しやすいのです。わかりやすくいえば、移植した細胞が患者さんの脳に根付きやすいということです。また、一般に移植後には細胞の異常増殖（腫瘍化）が起こりやすいものですが、これも胎児由来の黒質細胞を使った場合には起こりにくいことがわかっています。

ただし、1人の患者さんを治療するためには胎児8～10体分の黒質細胞が必要とされます。この手法に倫理的な問題があるとの指摘もあり、日本では行われていません。また、比較的若く、症状が軽い人に効果が見られるといわれていますが、そもそもそのような患者さんなら薬で十分に症状を抑えられるのではないかという意見もあります。

胎児由来の細胞の代わりに、ES細胞（ヒト胚性幹細胞）を使う方法もあります。ES細胞は、人間の受精卵の一部を取り出し、さまざまな細胞に分化する能力を持たせたものです。ES細胞から黒質の神経細胞を作り、脳に移植するという方法が研究されてきました。高い増殖能力をもつため、細胞を大量に増やすことができますが、受精卵を使うことからやはり倫理的な問題が指摘されています。動物実験では効果が見られたとの報告があります。

## iPS細胞を使う方法

パーキンソン病の治療にiPS細胞を用いる方法は、さまざまな細胞に分化する能力をもっているiPS細胞からドパミンを作る黒質の神経細胞を作り、それを脳に移植するというものです。脳内でドパミンを作る神経細胞自体を増やすので、薬を超える効果が期待されるほか、薬の作用を助ける効果も期待されています。

胎児由来の黒質細胞を使う方法や、受精卵から作られるES細胞を使う方法では、倫理的な問題がついて回りました。けれどさまざまな細胞から作ることができるiPS細胞を使った方法なら、倫理的な問題が少なく、また拒絶反応の心配がほぼありません。細胞はいくらでも増やせるので、必要な量を得ることもできます。これがiPS細胞を使ううえで大きな利点といえます。

iPS細胞は、患者さんの血液から新しく作るか（自家移植）、血液細胞から作成されてすでに保管されているものを使います（他家移植）。前者なら拒絶反応の心配はいらず、細胞の生着率もよいとされますが、患者さんの血液からiPS細胞を作って分化誘導し、安全性を確認するには時間や費用が莫大《ばくだい》にかかるというマイナス点もあります。後者の場合は、事前にストックされたさまざまなタイプのiPS細胞から、拒絶反応の起こらないものを選んで使います。したがって効率よく行うには、骨髄移植の骨髄バンクのようなシステムを作ることが考えられています。

現在のところ、人間由来のiPS細胞からドパミン神経細胞を作ることに成功しており、細胞の質も実用レベルに達しています。

ほかに、解決するべき課題として、「移植後の細胞が腫瘍化することがある」「患者さん本人から作った·iPS細胞はパーキンソン病になりやすい素因をもっており、病気が再現されることがある」「転倒、嚥下障害、認知機能低下などに対する効果が期待できない」などがあります。

現在、安全性、確実性などを高めるための研究が進められており、数年のうちに症状が進んだ患者さんを対象にした臨床研究が日本で始められる予定になっています。

移植後にドパミンが過剰になるのではないか、と心配する人もいます。過剰にドパミンが作られると、体が意図せずに動いてしまうジスキネジアが起こるので、これを避けるためにも、質の高い神経細胞を作ることが重要になります。本来のドパミン神経は、必要なときに必要な量を分泌し、過剰に放出したドパミンを再取り込みする〝賢い〟機能をもっているので、それを再現したいと考えています。

また、iPS細胞から作った神経細胞は、パーキンソン病の原因の解明にも利用されています。実際の患者さんの脳の神経細胞を取り出すというわけにはいきませんが、iPS細胞から作った神経細胞であれば、研究に使うことができます。これまで、主に家族性パーキンソン病(23ページ参照)の遺伝子変異などについて研究が進められています。また、新薬の開発にも応用されています。

**伝えたいこと**

**iPS細胞を利用するなど、根治を目指す治療法の開発が進められています。**

# 遺伝子治療とは

遺伝子治療とは、特定の遺伝子を脳内に注入して、ドパミン合成を高めたり、神経系を保護して変性を防いだりしようというものです。ウイルスの〝運び屋（ベクター）〟に遺伝子を組み込んで、脳内に送り込む方法が多く使用されています。

注入する遺伝子には、いくつかの種類があります。その1つは、ドパミンの合成に必要な「AADC」という酵素の活性がパーキンソン病では低下していることに着目したもので、その酵素の遺伝子を「アデノ随伴ウイルス」というベクターを使って脳内に注入します。その結果、欠乏していたドパミンが効率よく作られるようになり、運動機能が改善するというものです。日本で行われた臨床試験では、安全性が確認されています。

ほかに、「神経栄養因子」に関連した遺伝子を注入して、神経細胞の変性を防ごうという方法や、患者さんは神経の興奮を抑制する神経伝達物質（GABA）が不足することに着目し、GABAの生成を促す酵素の遺伝子を注入して症状を抑えようという方法などがあり、いずれも研究が進められています。

ただし、iPS細胞を使う方法や遺伝子治療では、脳の手術を行うので、最低でも現在の手術療法（脳深部刺激療法）を受けられる条件に当てはまること（比較的若い、薬で症状が抑えられている）が必要です。

## パーキンソン病の原因に分子レベルで迫る

パート1でもパーキンソン病の仕組みを説明するなかで触れた、脳に蓄積した「レビー小体」というたんぱく質の塊や、その主な成分である「α‐シヌクレイン」という物質（26ページ参照）は、パーキンソン病研究のなかでも注目されています。パーキンソン病の原因を探るためには、「レビー小体」や「α‐シヌクレイン」という物質の解明が必要なのではないかと考えられています。レビー小体の脳内での広がりかたと非運動症状の出現には関連があると考えられていますが、詳細はまだわかっていません。

脳に異常なたんぱくが蓄積する病気には、レビー小体が蓄積するパーキンソン病やレビー小体型認知症のほか、「アミロイドβ《ベータ》たんぱく」「タウたんぱく」が蓄積するアルツハイマー病、「プリオン」が蓄積するクロイツフェルト・ヤコブ病など、さまざまなものがあります。

パーキンソン病とレビー小体型認知症の原因に関わるα‐シヌクレインについて、わかってきたことがあります。α‐シヌクレインは健康な体内にも存在するたんぱく質ですが、パーキンソン病の患者さんでは、α‐シヌクレインの分子構造が「βシート」と呼ばれる病的な、折り畳まれた状態に変化しています。しかも、病的なα‐シヌクレインは、健康なα‐シヌクレインを病的な構造に変換させる能力を持ち、そのために病気が広がっていくと考えられるようになっています。これは、〝感染〟能力を持つプリオンによって広がる牛の「牛海綿状脳症（いわゆる狂牛病）」、人間のクロイツフェルト・ヤコブ病に似ています。ただし、パーキンソン病では、病変が広がるスピードは、クロイツフェルト・ヤコブ病よりずいぶん遅いようです。

また、パーキンソン病と見分けにくい「多系統萎縮《いしゅく》症」という病気でも、α‐シヌクレインが凝集しています。ところが、パーキンソン病と多系統萎縮症では凝集ができる脳内の場所が異なります。しかしそれだけでなくα‐シヌクレインの構造が異なっていることがわかりました。

このように、分子レベルのわずかな変化が病的な変性の広がり方に影響を与えていることから、変性の始まりや広がりを阻止する方法、凝集したα‐シヌクレインを取り除く方法などが研究され、将来、治療法に結び付くことが期待されています。

## 多方向からのアプローチ

パーキンソン病の薬物療法の中心はドパミン補充で、その方法も格段に進歩をとげてきました。レボドパの進歩では、レボドパとその効果を高める薬の合剤化、効果を長続きさせる徐放剤化はすでに実用化され、腸に継続的に薬を送り込む方法も実用化され、わが国で利用できるようになる日も間近です。また、長時間作用薬も開発中です。ドパミンアゴニストは長時間作用薬や貼り薬、注射薬など、目的に合わせた薬のかたちを選択できるようになっています。

ほかに、ドパミン系の薬を補助したり、ドパミン系とは異なった作用を持つ薬の開発も進んでいます。以前から使われてきたのが、神経伝達物質のバランスを整える抗コリン薬や、ノルアドレナリンを補充するノルアドレナリン補充薬です。最近は、ドパミンと反対の作用をするアデノシンの働きを抑え、両者のバランスを改善するアデノシン$A_{2A}$受容体拮抗薬も使われるようになりました。ほかに、新しいMAO‐B阻害薬や、COMT阻害薬の開発も進んでいます。さらに、ドパミン系以外では、グルタミン酸受容体、オピオイド受容体、T型カルシウムチャネルなどに働きかけるものもあります。

また、薬物療法と併行して、リハビリテーションを行うと、悪化を防ぐ効果があるといわれますが（93ページ参照）、それがどうしてなのかは、よくわかっていません。脳の神経回路の不思議なところだと思えるのですが、ドパミン系の神経回路だけですべてが説明できるわけではありません。さまざまな神経回路がネットワークを作っていて、そこに何が影響を与えているのか、これから研究が進んでいくと思われます。

伝えたいこと

**分子レベルの研究が進み、病気の解明や新薬の開発も進んでいます。**

# 診察室と研究室のはざまで

私は、臨床の医師として患者さんの診療を行いながら、同時に研究者としての仕事をしています。研究は、患者さんのために行うものだという原点を忘れないためにも、両方を行うことが重要な意味をもっています。患者さんをみていないと、研究が現実と遊離して病態解明のためだけのものになったり、研究の方向性にずれが生じたりすることがあります。研究者は、治療に結び付く研究をしなければその意味がなく、そうすることによってやがて大きな成果が得られると信じています。

私が神経内科を選択したのは、「神経難病」に挑戦したいという気持ちからでした。神経難病は、脳の神経細胞が変化して起きる病気の総称で、パーキンソン病のほか、ＡＬＳ（筋萎縮性側索硬化症）、重症筋無力症、多系統萎縮症など、さまざまなものがあります。いずれも、原因の解明や治療法の開発が十分ではありません。なんとか、病気の解明を進め、患者さんの役に立ちたいと強く願っています。

パーキンソン病については、原因がはっきりわからないといっても途中までは解明が進み、現時点では根本的に治せなくても、治療を受けることで日常生活への影響を減らすことができるようになっています。

研究では、私は、初めは主にALSの病因解明を行っていましたが、今はパーキンソン病の研究を主として行っています。私は、分子生物学を専攻していたので、どうしても細胞レベルの研究に興味があり、「パーキンソン病では、どうして黒質ドパミン神経に限って細胞死が起こるのだろう」「α-シヌクレインはどうして脳に蓄積するのだろう」などの疑問からスタートしました。そこから、遺伝性のパーキンソン病の原因遺伝子の変異を調べ、パーキンソン病の発症する仕組みを解析しています。現在、さまざまな分子の働きが調べられ、神経細胞内にどんな異常が起きているかを探っています。

パーキンソン病について研究することは、脳の不思議、複雑さを解明するうえでも非常に興味深いといえます。例えば、パート2で紹介した脳深部刺激療法という手術があります（57ページ参照）。電極を通じて脳に電気刺激を与えるというものですが、神経細胞が減少していても、電気刺激によって症状が改善されます。これがどうしてなのか、まだよくわかっていません。その面からもパーキンソン病の研究はやりがいがあるといえます。

パーキンソン病には私を含め、大勢の研究者が関わっています。例えば新しい治療に対するアプローチにもいろいろな方法があり、多方向からの研究が進められています。

# 最後に、患者さんへ

患者さんに伝えたいのは、希望をもって治療に取り組んでほしいということです。現在でもさまざまな治療を組み合わせ、工夫を重ねれば、患者さんは病気とつきあいながらも充実した生活を送ることができます。前向きに楽しく日々を過ごすことは、さまざまな症状の改善にもつながります。

神経内科医が担当する病気には、患者さんに完全な解決を与えられないものがたくさんあり、医師は今できるベストの治療を患者さんに示して、信頼関係を築き上げていきます。ですから、神経内科医は、概して〝微調整〟〝さじ加減〟が得意で、「患者さんを支えていく」「あきらめない」ことを自らにもいい聞かせています。病気の解明や治療法は日進月歩です。次々に新しい治療も開発されていますので、あきらめず、治療を続けてください。

臨床の医師としては、メカニズムがよくわからなくても、安全で患者さんに利益がある治療法ならば、使っていくべきだと思っています。現在は、今ある治療のなかから個人個人に合ったものを選んで、患者さんに提供しています。

診察時には、日常生活で困ったことがあれば解決できるように、薬などを微調整します。この微調整が患者さんの生活の質を落とさないために重要です。パーキンソン病の治療では、医師と患者さんのつきあいは長くなります。担当医に何でも相談し、さまざまな局面を患者さんと担当医で乗り切っていきましょう。

患者さんとともに病気に向かっていくということで、私の印象に残っているこれまでの臨床経験をもとに、1つのお話にすると、以下のようになるでしょうか。

その患者さんはテニスが好きで、プレー中の手の震えや運動緩慢に気付き、来院されました。ドパミンアゴニストで治療を開始したところ、症状はよくなりましたが、同時にアダルトビデオを大量に見るようになり、妻にも毎日のように性交渉を求めるようになったのです。周囲の人の困惑を伝えられた私は、患者さん本人と相談することになりました。相談のうえ、ドパミンアゴニストの副作用で性欲亢進《こうしん》していると考えられるので、減薬することになりました。

それが実際にドパミンアゴニストを減薬すると、運動症状が悪化しました。そこでレボドパを増量しようとしたところ、本人から、性欲亢進に関しては努力するので、ドパミンアゴニストをもとどおりに戻してほしいと要望がありました。もとに戻しても性的過剰の症状は見られず、本人は我慢できるとのことで、今もテニスを楽しみながら元気に過ごしています。担当医と話し合いながら、患者さんの意思の力で衝動制御障害の症状が抑えられたケースとして、たいへん印象に残っています。性に関する悩みでも、恥ずかしいと思わずに何でも相談することが、問題解決につながるのだと強く感じたのです。

例えば、20年前と今では、パーキンソン病治療の考え方や患者さんの意識も変わってきています。早く病気が発見され、薬やリハビリテーションによって症状が抑えられることはもちろん、食生活など環境の影響もあるでしょう。また、患者さんも自分でも病気のことを勉強し、正しい知識をもって「自分で対処しよう」という人が増えてきました。医師や家族と力を合わせ、充実した生活を送っていただきたいと思います。

**伝えたいこと**

**医師とよい関係を作り、一緒に問題を解決していきましょう。**

# まとめ

## パーキンソン病を知りたいあなたへ伝えたいこと

本書に登場する55の「伝えたいこと」を一覧にしました。末尾の数字は掲載ページを示しています。

### Part 1 早期発見が何より大切！ ～パーキンソン病ってどんな病気？


- パーキンソン病の代表的な初期症状は「手足が震える」と「動作が遅くなる」です。……15
- 運動症状のほかにも、さまざまな症状が全身に起こることがあります。……18
- 最初は整形外科の病気を疑ってしまう人も多くいます。……19
- なかには確定診断までに時間がかかることもあります。……22

- 加齢の影響が大きく、高齢になるほど発症する人が増えます。……23
- ドパミン不足から、さまざまな症状が引き起こされます。……25
- 脳にレビー小体が蓄積し、神経細胞を障害します。……26
- レビー小体がどこに現れるかによって、異なった症状が現れます。……28
- 多くの場合、遺伝とは関係なく発症します。……30
- 「加齢」「遺伝要因」「環境要因」の3つが関係します。……32
- 確実な予防法はありませんが、運動習慣があればもしものときに役立ちます。……32
- 転倒・骨折に注意し、寝たきりにならないようにしてください。……33
- 症状や経過には個人差がありますが、天寿をまっとうできる病気です。……34
- 薬物療法と運動によって、進行を遅らせることが可能です。……35
- パーキンソン病を疑ったら、神経内科を受診してください。……36

## Part 2
# パーキンソン病でも長く元気に！
## ～薬を中心とした治療法を徹底解説

●手術によって、減薬や、症状の改善が期待できます。……60
●診断されたらすぐに薬物療法を開始しても大丈夫です。……62
●薬の数はやむを得ないこともありますが、減らせることもあるので、担当医に相談してください。……64
●服用し忘れたら抜かしてよいが、いざというときの対策はとっておきましょう。……65
●重大な影響のあるのみ合わせはほぼありません。勝手に薬を中断しないように注意を。……66
●貼り薬は誰でも使えますが、負担が減ると感じるかどうかは、患者さんによって異なります。……67
●眠気で困ったり、突発性睡眠が起こるようであれば、薬や行動の見直しが必要です。……69
●ギャンブル行動など、薬の影響を受けるかも。行動の変化がないかどうか、周囲の人が見守ってください。……70
●勧められるサプリメントはありません。……71
●栄養不足や偏りがないように注意してください。……72

●食前に薬を服用するのも1つの方法です。……73
●たんぱく質を夕食でしっかりとるのがお勧め。低栄養にならないように注意してください。……74
●脳深部刺激療法は多くの患者さんが体験していますが、問題はありません。……75

## Part 3 自分でできること、周りができること ~リハビリテーションと周囲のサポート

●リハビリテーションは、早期から始めて体の動きを維持します。くれぐれも無理のない範囲で行ってください。……81
●歩くときは、リズムよく、大きな動きを意識してください。……83
●リズムのはっきりした音楽を聴いたり、聴きながら歩行練習をすると効果が上がります。……84
●言語聴覚士の指導を受けたり、自分で大きな声を出す練習をします。……87
●集中して1つの動作を行います。転倒しにくい安全な環境作りにも留意しましょう。……89

●食事は、集中してゆっくりとりましょう。食事内容にも注意が必要です。……92
●リハビリテーションは、薬物療法と併行して、早期から行います。……94
●周囲の人も病気について正しい知識を持ち、必要なときに適切なサポートを。……96
●声を出すことはよいリハビリテーションになるので、合唱サークルなどはぜひ続けてください。……97
●運転を自粛するかどうかは、症状や服用している薬によります。……98
●杖、歩行器、車いすなどは、症状に合わせて使用します。……99
●寒い時期は防寒と保温に努め、暑い時期は脱水を起こさないよう、水分や塩分の不足がないように。……101
●文字を大きく書くことを意識し、罫線や升目を引いた用紙を利用します。……102
●リハビリテーションは自分が興味を持てることを見つけて、習慣づけます。……102
●住まいの環境を整え、安全に過ごせる場所を確保します。……104
●患者さんが自分でできるように、「待ってあげる」ことが大切です。……104

Part 4

# パーキンソン病治療の最先端とこれから

# あとがき

パーキンソン病がどんな病気だか、おわかりいただけましたか？

私は研究者として日々、パーキンソン病の研究が進み、治療法が発展していく姿を目の当たりにしています。一方で、パーキンソン病に対して間違ったイメージを持ったり、いたずらにこわがっている方がまだまだ多いのではないかということを、診療にあたりながら感じていました。

私を含め、パーキンソン病の患者さんを診療している医師は、患者さんに病気について正しい知識をお伝えし、過度の心配をされることなく日々を送っていただきたいと願っておりますが、限られた診療時間のなかでは十分にお伝えしきれない部分があります。

その間をどうにか埋められないかと考えて作ったのが、本書です。本書を読んでいただいた方が、希望を持って治療にあたっていただけるなら、望外の喜びです。

本書は、さまざまな方のお力をお借りしました。ＮＨＫ出版の井本光俊氏、小林潤氏、編集協力の河野久美子氏には、企画の段階から大変お世話になりました。また、事例の作成にあたっては、京都大学の澤本伸克教授にお力添えいただきました。お礼申し上げます。

パーキンソン病の治療では、病気に対する知識を持って、適切な治療を受けていくことが大切です。正しい情報を、できるだけ丁寧にお伝えするように努めました。本書が、病気の理解をすすめ、治療に資するものとなれば幸いです。

２０１６年８月　著者

**高橋良輔**(たかはし・りょうすけ)
1959年生まれ。1983年京都大学医学部卒業。
京都大学大学院脳病態生理学講座臨床神経学教授。博士(医学)。
専門はパーキンソン病とその類縁疾患。
日本神経学会代表理事、日本パーキンソン病・運動障害疾患学会代表、
国際パーキンソン・運動障害疾患学会執行委員、
全国パーキンソン病友の会顧問ほか多数の役職を歴任。
日本内科学会指導医、日本神経学会指導医ほか。
「パーキンソン病治療ガイドライン」作成委員会委員長を務めた。

NHK出版 病気がわかる本

# パーキンソン病を知りたいあなたへ

2016年 9月25日　第1刷発行
2020年 6月15日　第5刷発行

著　者　　高橋良輔

発行者　　森永公紀
発行所　　NHK出版

〒150-8081　東京都渋谷区宇田川町41-1
電話 0570-002-141(編集)　0570-000-321(注文)
ホームページ　http://www.nhk-book.co.jp
振替00110-1-49701
印刷・製本　大日本印刷


ISBN978-4-14-011348-6　C2047